ZFA-Taschenatlas

Hämatologie

Patricia E. Hewitt

Mit 141 meist farbigen Abbildungen

Hippokrates Verlag Stuttgart

CIP-Kurztitelaufnahme der Deutschen Bibliothek

Hewitt, Patricia E.:
Hämatologie / Patricia E. Hewitt
[Aus d. Engl. übers. von Elizabeth Löhr. Die fachl. Durchsicht besorgte W. Adam]. –
Stuttgart : Hippokrates-Verlag, 1986.
(ZFA-Taschenatlas)
Einheitssacht.: Blood diseases
ISBN 3-7773-0795-5

Titel der Originalausgabe: »Blood Diseases« by Patricia E. Hewitt
(Pocket Picture Guides)

Aus dem Englischen übersetzt von

Elizabeth Löhr
Am Sportfeld 2
6500 Mainz

Die fachliche Durchsicht besorgte Prof. Dr. W. Adam,
Deutsche Klinik für Diagnostik, 6200 Wiesbaden

Wichtiger Hinweis
Medizin als Wissenschaft ist ständig im Fluß. Forschung und klinische Erfahrung erweitern unsere Kenntnisse, insbesondere was Behandlung und medikamentöse Therapie anbelangt. Soweit in diesem Werk eine Dosierung oder eine Applikation erwähnt wird, darf der Leser zwar darauf vertrauen, daß Autoren, Herausgeber und Verlag größte Mühe darauf verwandt haben, daß diese Angabe genau dem **Wissensstand bei Fertigstellung** des Werkes entspricht. Dennoch ist jeder Benutzer aufgefordert, die Beipackzettel der verwendeten Präparate zu prüfen, um in eigener Verantwortung festzustellen, ob die dort gegebene Empfehlung für Dosierungen oder die Beachtung von Kontraindikationen gegenüber der Angabe in diesem Buch abweicht. Das gilt nicht nur bei selten verwendeten oder neu auf den Markt gebrachten Präparaten, sondern auch bei denjenigen, die vom Bundesgesundheitsamt (BGA) in ihrer Anwendbarkeit eingeschränkt worden sind.
Geschützte Warennamen (Warenzeichen) werden nicht besonders kenntlich gemacht. Aus dem Fehlen eines solchen Hinweises kann also nicht geschlossen werden, daß es sich um einen freien Warennamen handele.

ISBN 3-7773-0795-5

Satz: Fotosatz Andreas Schulz, 7972 Isny. Gesetzt in Helvetica und Times, System Linotype
Druck: Imago Publishing Ltd., Italy
Umschlaggestaltung: Bruno Feuerbacher
Printed in Italy 1986

Inhaltsverzeichnis

Einleitung

Die Abbildungen wurden in der vorliegenden Zusammenstellung ausgewählt, um eine große Zahl von hämatologischen Krankheitsbildern und einige ihrer Komplikationen darzustellen. Klinische Darstellungen wurden, wenn erforderlich, durch Röntgenbilder und mikroskopische Aufnahmen ergänzt. Das vorliegende Buch soll keine Anleitung für das hämatologische Laboratorium sein, denn es gibt hervorragende Bücher mit einem weit größeren Spektrum mikroskopischer Aufnahmen. Es wurde vielmehr in der Hoffnung geschrieben, eine Lücke zwischen klinischen Symptomen und Laboratoriumsbefunden, zusammen mit einem kurzen erklärenden Text, zu schließen und in Klinik und im Laboratorium Tätigen gleichermaßen zu helfen, auch „die andere Seite“ zu sehen, was zur Zeit nur selten vorkommt.

Ich möchte auf die Hilfe folgender Personen hinweisen, ohne die dieses Buch nicht zustande gekommen wäre: Professor *J. W. Stewart* (ehemals Middlesex Hospital), dessen über viele Jahre erstellte persönliche Diapositivsammlung das Hauptkontingent für das Buch stellte; Herrn *Dennis Barnard* und Herrn *Michael Watts* (Middlesex Hospital), die für die hervorragenden mikroskopischen Abbildungen verantwortlich sind; Dr. *Milica Brozovic* (Central Middlesex Hospital) für die Überlassung der Abbildungen über die Sichelzellanämie und Herrn *Ray Philipps* und seinen Mitarbeitern von der Abteilung für medizinische Photographie und Illustration des Middlesex Hospitals für ihre Hilfe und ihre Anregungen. Schließlich möchte ich auch allen früheren und derzeitigen Patienten dafür danken, daß sie ihr Einverständnis dazu gaben, photographiert zu werden; außerdem bin ich Herrn Dr. *Sam Machin* (Middlesex Hospital) für seine Ermutigung und *Fiona Carr* vom Gower Medical Publishing für ihre Hilfe und Anleitung zu Dank verpflichtet.

Erythrozytenveränderung

Anämien

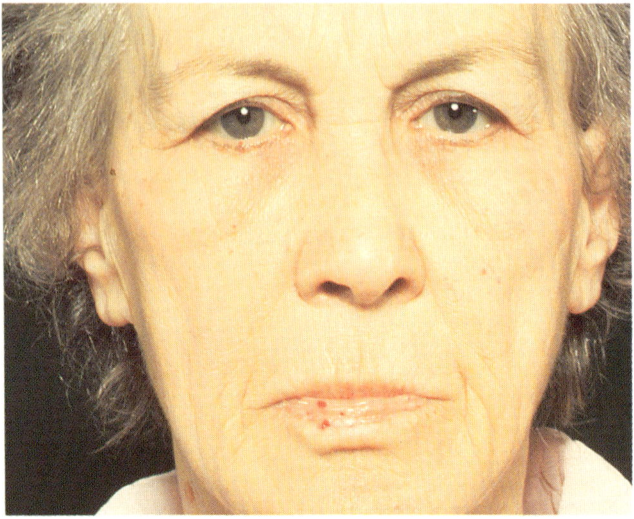

Abb. 1 Eisenmangelanämie. Blässe des Gesichts. Bei der klinischen Untersuchung ist eine leichte Anämie nicht immer erkennbar. Eine schwere Anämie führt zu einer Blässe des Gesichts und der Schleimhäute (Lippen, Konjunktiven). In seltenen Fällen ist die Ursache für die Eisenmangelanämie erkennbar, wie in dem vorliegenden Fall die Teleangiektasien an den Lippen bei hereditärer hämorrhagischer Teleangiektasie (Morbus Osler). Ähnliche Läsionen im Gastrointestinaltrakt führen immer wieder zu Blutungen, die eine Eisenmangelanämie bedingen.

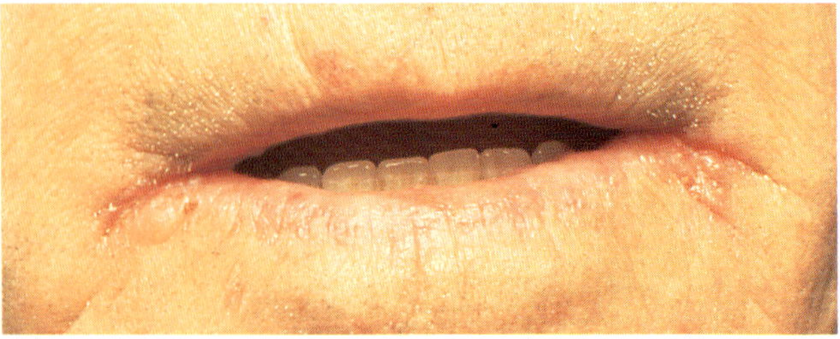

Abb. 2 Eisenmangel. Cheilosis (Mundwinkelstomatitis). Die typischen Fissuren an den Lippen, die vornehmlich an den Mundwinkeln auftreten, finden sich meistens bei zahnlosen Patienten. Sie können auch mit Vitaminmangelzuständen, insbesondere Vitamin-B-Mangel (B_6 und B_{12}) kombiniert sein.

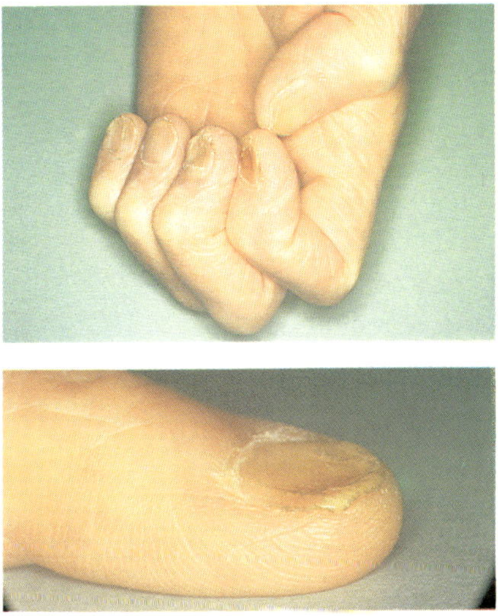

Abb. 3 Eisenmangel. Koilonychie. Diese wohlbekannten starken Nagelveränderungen werden heute nur selten gesehen; sie weisen dann auf einen schweren chronischen Eisenmangel hin.

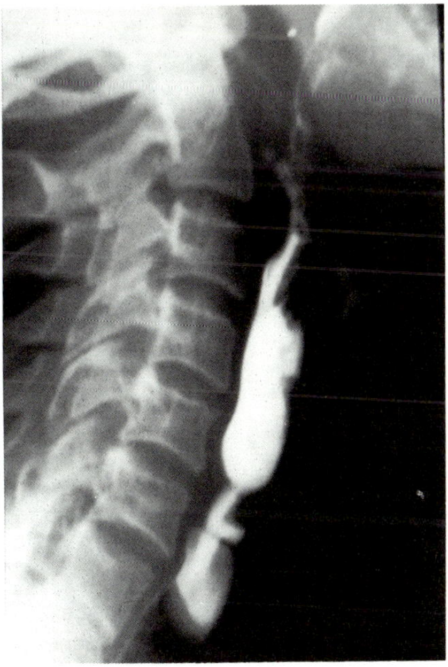

Abb. 4 Eisenmangel. Postkrikoidale stenosierende Schleimhautfalte. Eine Assoziation von Schleimhautveränderungen im Pharynx und Eisenmangelanämien findet sich meistens bei Frauen im mittleren Alter. Sie können mit Cheilosis, Koilonychie und Achlorhydrie (Plummer-Vinson- oder Paterson-Kelly-Syndrom) kombiniert sein. Die Ätiologie ist unklar; der Patient klagt über Dysphagie (sideropenische Dysphagie). Die Gewebsläsion ist prämaligne.

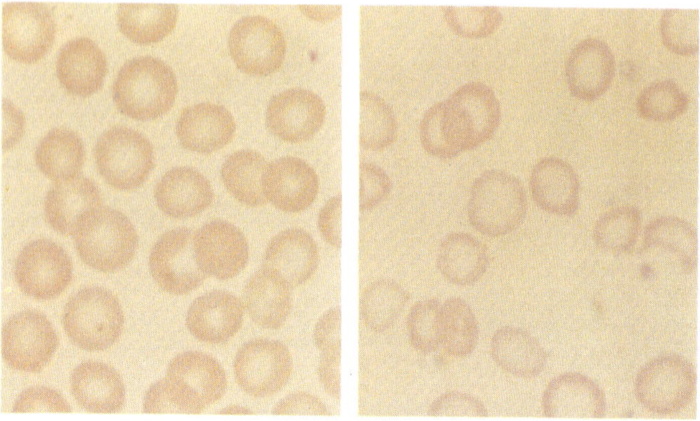

Abb. 5 Eisenmangel. Periphere Blutausstriche. Eisenmangelerythrozyten sind hypochrom und mikrozytär – wie hier im Vergleich zu normalen Erythrozyten zu erkennen ist. Ausgezogene Zellen (zigarren- oder bleistiftförmig) sind oft vorhanden.

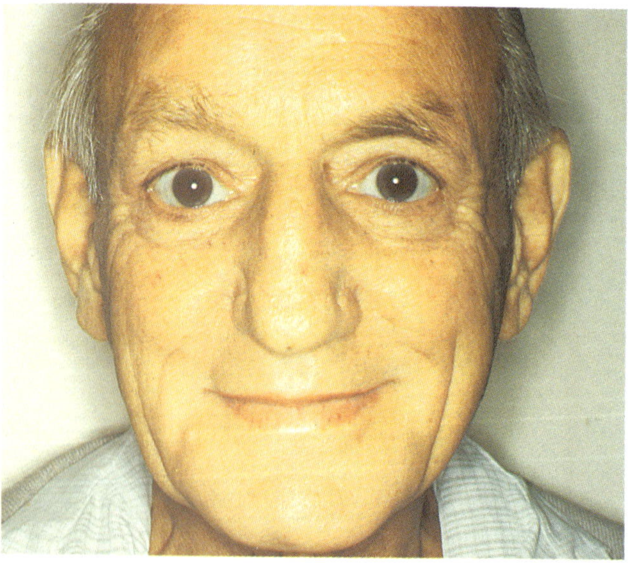

Abb. 6 Megaloblastäre Anämie: Gesicht. Das frühzeitige Ergrauen der Haare und das zitronengelbe Hautkolorit sind klassische Zeichen der megaloblastären Anämie. Die blaß-gelbe Hautfarbe ist bedingt durch die Kombination einer schweren Anämie mit einem leichten Ikterus (die Erythrozyten haben eine verkürzte Lebenszeit, eine Vermehrung des indirekten Bilirubins ist durch eine leichte Hyperhämolyse bedingt).

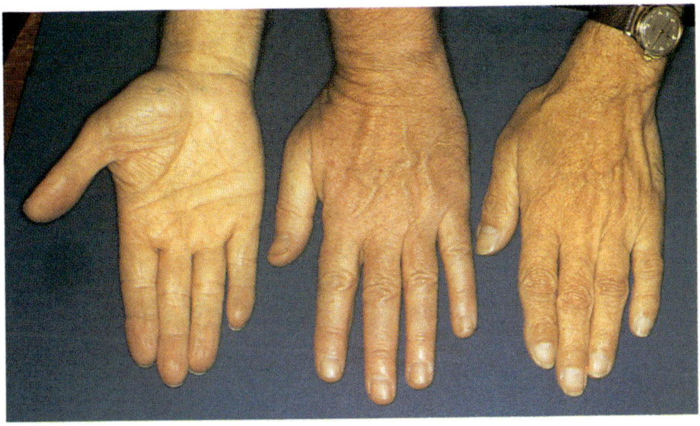

Abb. 7 Megaloblastäre Anämie: Hautfarbe. Hände eines Mannes mit schwerer megaloblastärer Anämie verglichen mit einer normalen Hand (Mitte). Die normale Hautfarbe erscheint viel rosiger als die blasse Hautfarbe des Patienten. Eine deutliche Blässe der Linien der Handinnenfläche ist ebenfalls gut erkennbar

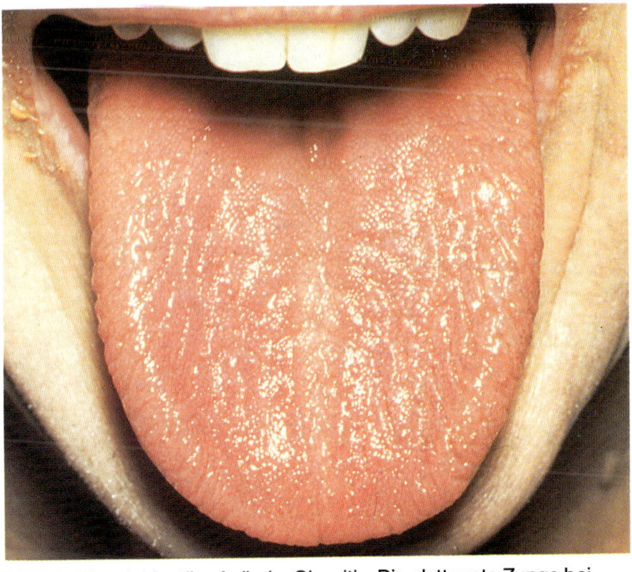

Abb. 8 Megaloblastäre Anämie: Glossitis. Die glatte rote Zunge bei schwerem Vitamin B_{12} (oder Eisen)-Mangel ist bedingt durch eine Papillenatrophie. Ein Vitamin B_{12}-Mangel betrifft alle sich schnell teilenden Zellen, nicht nur die des Blutes, sondern auch die des Magen-Darm-Traktes mit hohem Zellumsatz. So können Anorexie, Diarrhö und Malabsorption auftreten.

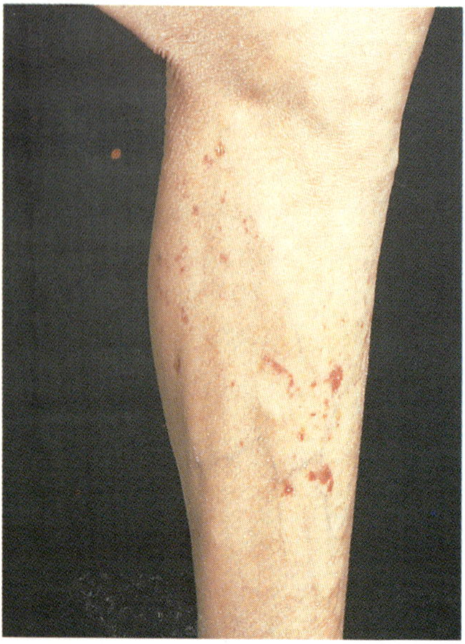

Abb. 9 Megaloblastäre Anämie: Purpura. Leukozyto- und Thrombozytopenie sind charakteristische Blutbildveränderungen bei einer schweren megaloblastären Anämie; dies kann zur Verdachtsdiagnose einer akuten Leukämie oder einer Panmyelopathie führen. Im vorliegenden Fall gehören die dargestellten Symptome eher zu einer Thrombozytopenie als zur Anämie. Der Patient hatte ausgedehnte Petechien und eine Purpura, besonders an den Unterschenkeln.

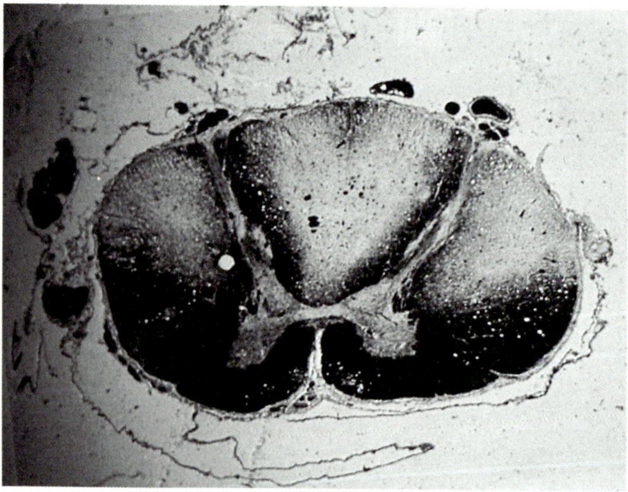

Abb. 10 Megaloblastäre Anämie: Rückenmark. Die neurologischen Läsionen des Vitamin B_{12}-Mangels beinhalten eine periphere Neuropathie und eine Degeneration der Hinter- und Seitenbahnen des Rükkenmarks (subakute kombinierte Degeneration). Die ausgeprägte Demyelinisierung ist deutlich erkennbar.

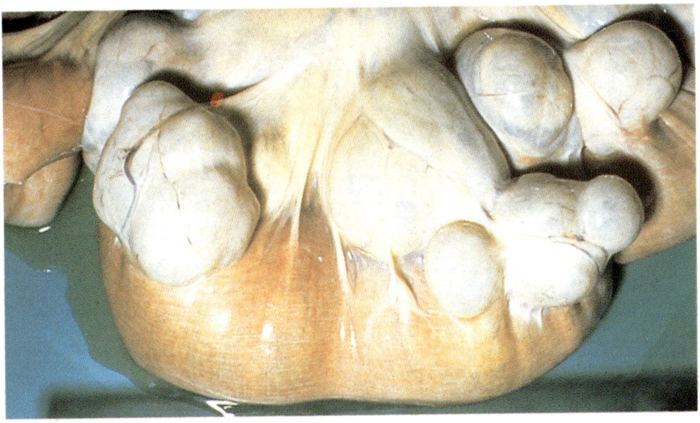

Abb. 11 Megaloblastäre Anämie: Dünndarm-Divertikulose. Ein übermäßiges Wachstum von Bakterien verursacht eine Malabsorption von Vitamin B_{12} und Fett. Weitere Ursachen sind Fisteln, Anastomosen, Strikturen und blinde Schlingen. Eine abnorme Flora im oberen Intestinaltrakt kann ebenso bei Sklerodermie, M. Whipple und als Folge einer Vagotomie oder Magenresektion auftreten. In diesen Fällen führt eine kurze Behandlung mit einem Breitspektrum-Antibiotikum (üblicherweise Oxytetracyclin) zu einer Besserung der Anämie.

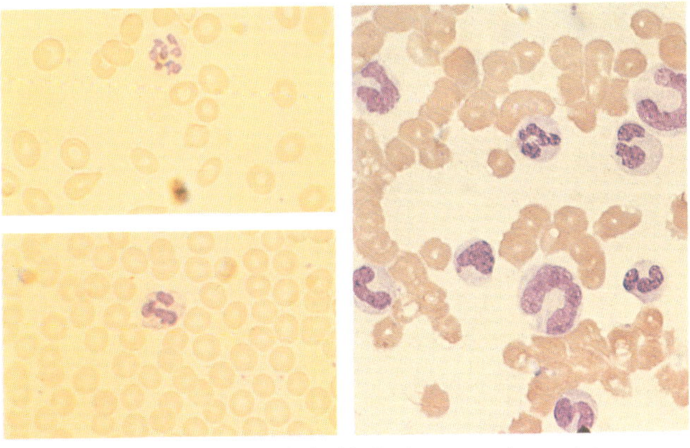

Abb. 12 Megaloblastäre Anämie: Veränderungen des peripheren Blutbildes. *Links:* Vergleich der Erythrozyten bei megaloblastärer Anämie mit normalen Erythrozyten. Es besteht eine Veränderung in Größe und Form (Anisozytose und Poikilozytose). Tränentropfenformen sind üblich. Die Makrozyten sind eher oval als rund. Die segmentkernigen Leukozyten sind hypersegmentiert (mehr als 5 Segmente). *Rechts:* Obwohl die reifen segmentkernigen Leukozyten nicht hypersegmentiert erscheinen, sind die Metamyelozyten ungewöhnlich groß (sogenannte Riesenmetamyelozyten).

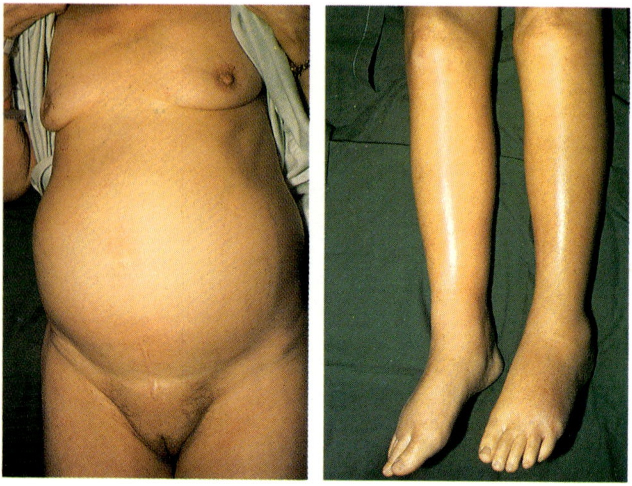

Abb. 13 Lebererkrankung. Die Patientin litt unter einem ausgeprägten Aszites und peripheren Ödemen als Folge einer alkoholischen Leberzirrhose. Hämatologische Veränderungen sind bei Lebererkrankung üblich und häufig mit einer Makrozytose verbunden. Weitere Veränderungen sind Stomatozytose, Thrombozytopenie und Leukozytopenie.

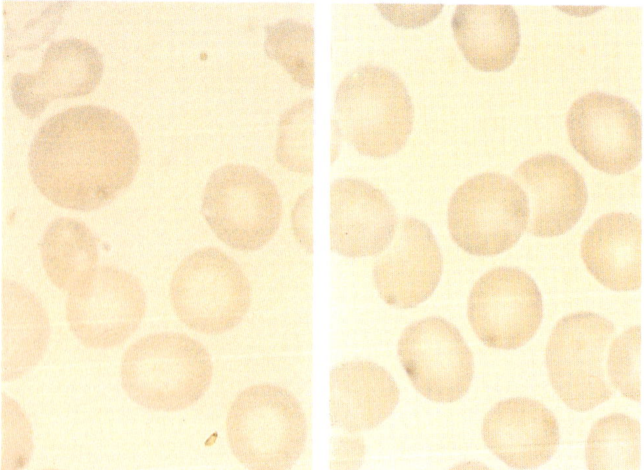

Abb. 14 Lebererkrankung: Peripheres Blut. Im Vergleich zu den normalen Erythrozyten sind die Erythrozyten bei Lebererkrankung makrozytär und eher einheitlich rund (nicht oval) – was sie von der Makrozytose der megaloblastären Anämie unterscheidet.

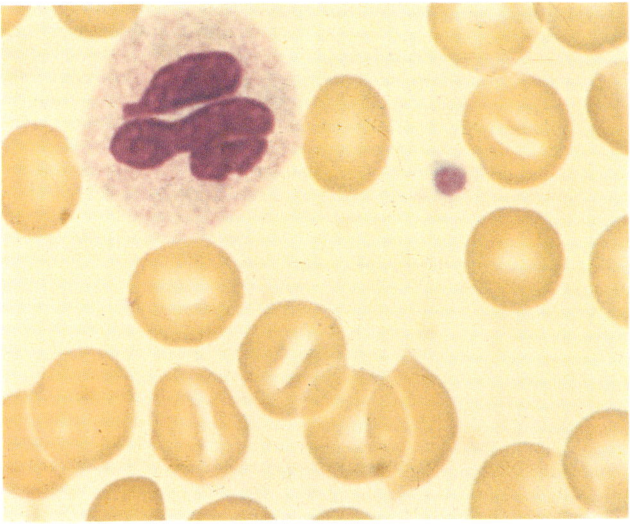

Abb. 15 Lebererkrankung: Peripheres Blut – Stomatozytose. Diese Veränderung ist typisch für Lebererkrankungen. Die betroffenen Erythrozyten haben einen Spalt im Zentrum, was ihnen ein mundähnliches Aussehen verleiht.

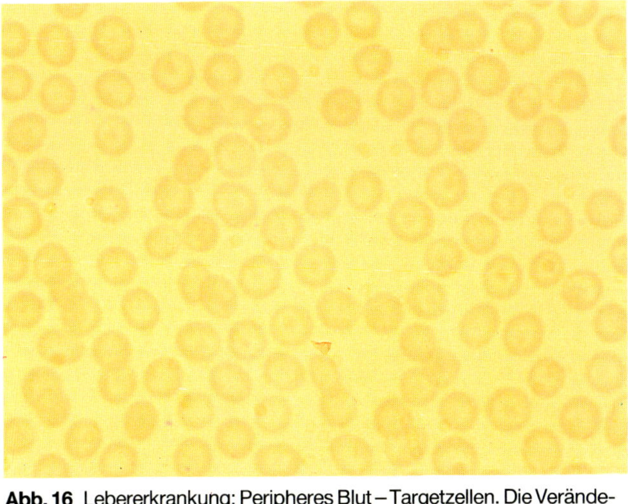

Abb. 16 Lebererkrankung: Peripheres Blut – Targetzellen. Die Veränderung der normalen Anfärbbarkeit der Erythrozyten läßt jede Zelle wie eine Schießscheibe („Target") erscheinen. Diese und die vorher erwähnten Veränderungen sind wahrscheinlich auf eine Änderung in der Fettzusammensetzung der Zellmembran der Erythrozyten zurückzuführen.

Hämoglobinopathien

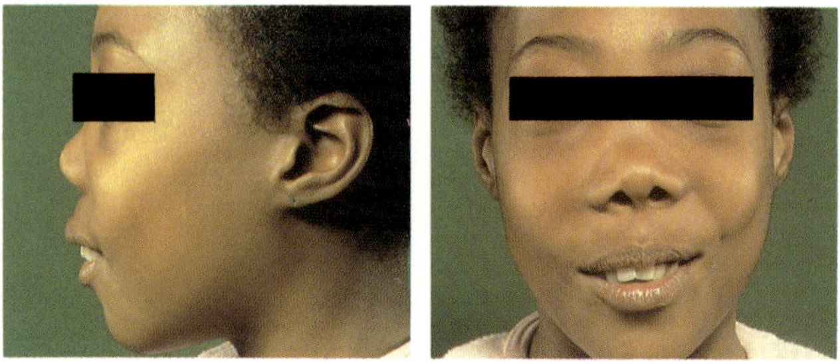

Abb. 17 β-Thalassämie. Typische Gesichtsveränderungen bei homozygoter β-Thalassämie sind Turmschädel, Oberkieferhypertrophie, ausgeprägte Backenknochen mit eingefallenem Nasenbein und eine Tendenz zu mongoloiden Augen. Die meisten Patienten sind transfusionbedürftig. Bei diesem Mädchen mit der klinisch milderen α-Thalassämie waren keine regelmäßigen Transfusionen nötig.

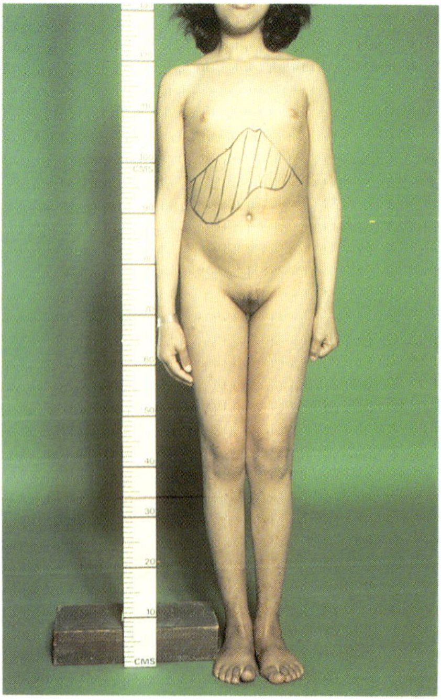

Abb. 18 β-Thalassämie. Das 18jährige Mädchen mit homozygoter β-Thalassämie wurde seit seiner Kindheit regelmäßig transfundiert und zeigt jetzt Zeichen einer Eisenüberladung (Pigmentierung!). Es ist klein, hat eine Narbe nach Splenektomie und eine vergrößerte Leber; Zeichen eines Hypogonadismus sind erkennbar. Zusätzlich hat sie einen Hypoparathyroidismus, einen Diabetes mellitus und eine Angina pectoris, bedingt durch Eisenablagerungen in den entsprechenden Geweben.

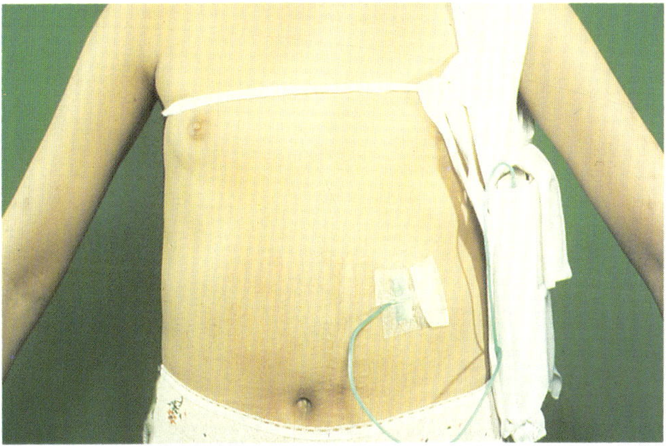

Abb. 19 β-Thalassämie: Demonstration der Technik der subkutanen Desferrioxamin-Therapie bei der gleichen Patientin. Diese Therapie wird im allgemeinen kontinuierlich über 12 Stunden durchgeführt (meistens nachts, um keine Überschneidung mit dem Schulunterricht zu haben). Die Infusionspumpe wird in einer Schlinge unter dem Arm gehalten; die dünne Kanüle wird von der Patientin oder ihren Eltern in das subkutane Gewebe des Abdomens eingestochen.

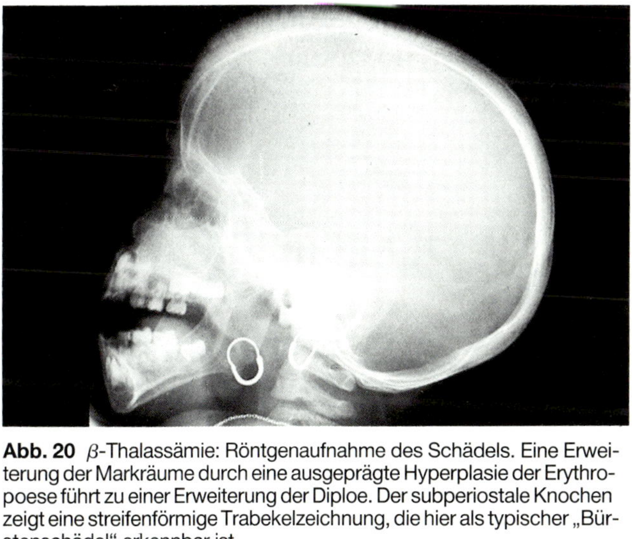

Abb. 20 β-Thalassämie: Röntgenaufnahme des Schädels. Eine Erweiterung der Markräume durch eine ausgeprägte Hyperplasie der Erythropoese führt zu einer Erweiterung der Diploe. Der subperiostale Knochen zeigt eine streifenförmige Trabekelzeichnung, die hier als typischer „Bürstenschädel" erkennbar ist.

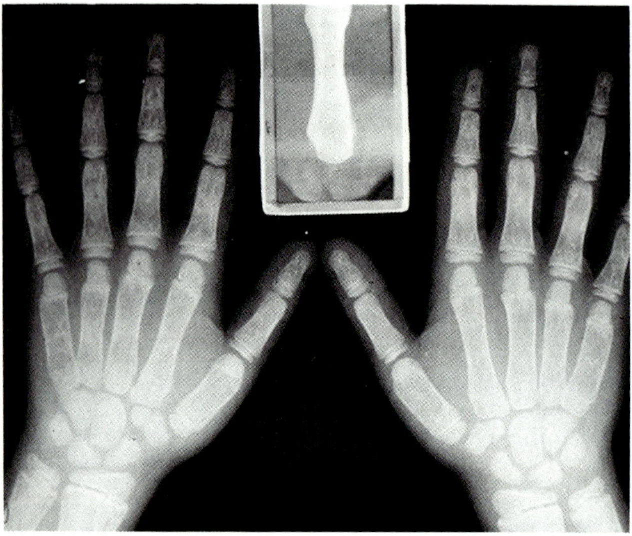

Abb. 21 β-Thalassämie: Röntgenaufnahmen der Hände. Die kortikalen Verdickungen mit Osteoporose sind hier gut erkennbar.

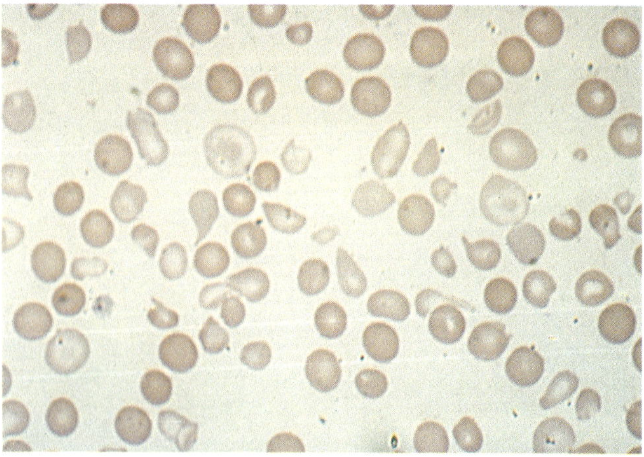

Abb. 22 β-Thalassämie: Thalassaemia major (Homozygote β-Thalassämie). Deutliche Zellveränderungen der Erythropoese sind sichtbar: schwere Mikrozytose, Hypochromie, ausgeprägte Anisozytose und Poikilozytose, auch Targetzellen und Tränentropfenzellen. Als Folge vorangegangener Transfusionen finden sich auch normale Erythrozyten.

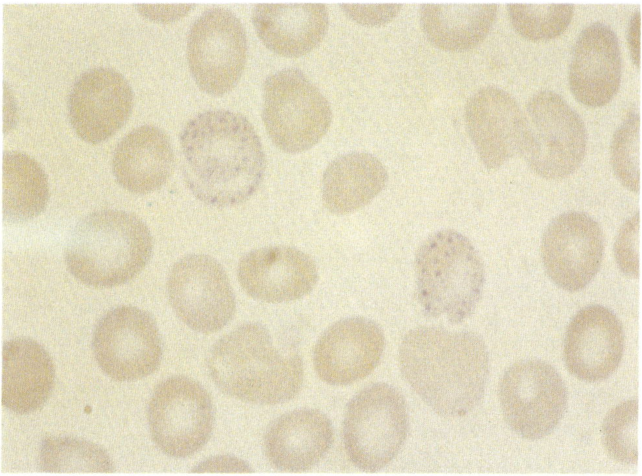

Abb. 23 β-Thalassämie: Thalassaemia minor; Peripheres Blutbild. Die heterozygote Form der β-Thalassämie zeigt üblicherweise eine milde mikrozytäre hypochrome Anämie. Ein charakteristisches Zeichen sind basophil getüpfelte Erythrozyten (ebenso wie bei Bleivergiftung und Dyserythropoese anderer Ursache).

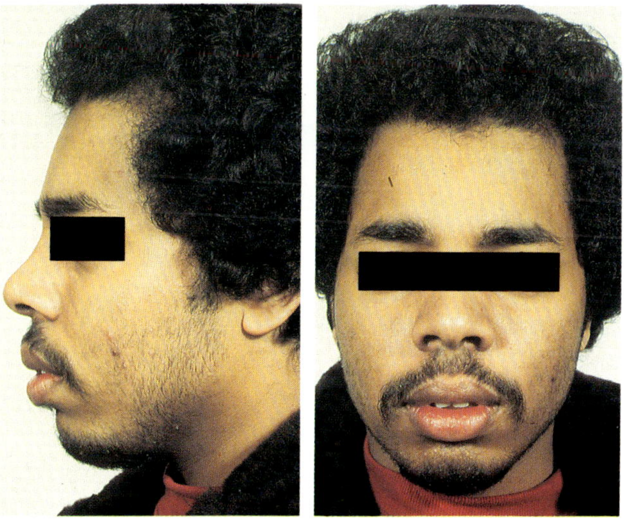

Abb. 24 Sichelzellanämie: Gesicht. Die chronische hämolytische Form einer Sichelzellanämie führt zu einer Erweiterung der Markräume und einer Oberkieferhypertrophie.

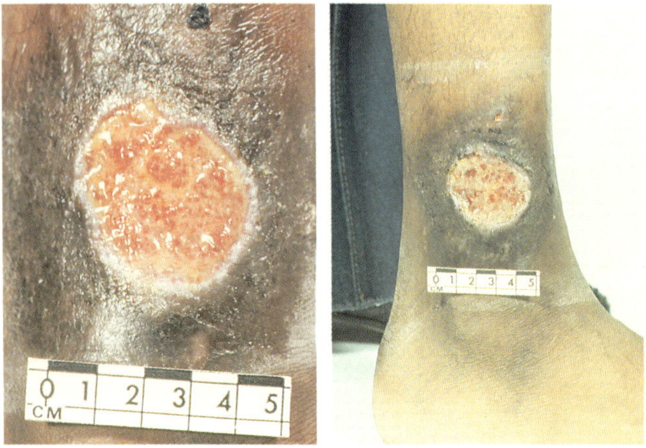

Abb. 25 Sichelzellanämie: Beinulzera. Ulzera treten bei vielen chronischen Hämolysen auf, aber bevorzugt bei der Sichelzellanämie. Sie entstehen meistens in der Jugend oder im frühen Erwachsenenalter und finden sich oberhalb der Knöchel. Ursache hierfür sind Sichelzellinfarkte unter der Haut, die zu trophischen Störungen und chronischen Ulzera mit schlechter Heilungstendenz führen.

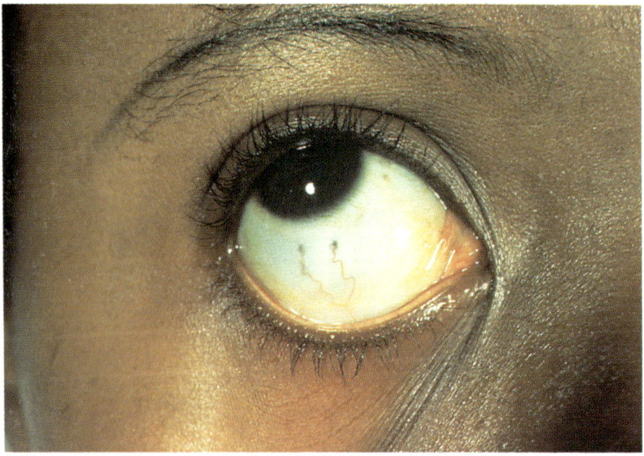

Abb. 26 Sichelzellanämie: Augenveränderung; häufig bei der Hämoglobin S-Krankheit. Charakteristisch ist die kommaförmige Veränderung der Konjunktivalgefäße. Andere Abnormitäten sind Schlängelung der Netzhautgefäße, verengte und verschlossene Arteriolen, Bildung neuer Gefäße und Retinitus proliferans. Blickfeldausfälle, Erblindung und Netzhautablösung können entstehen.

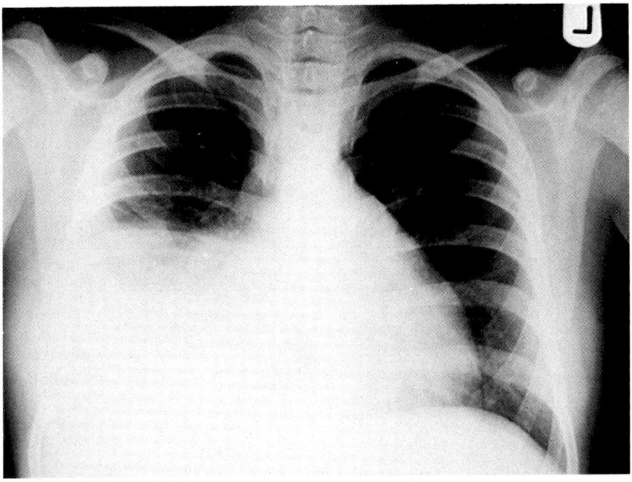

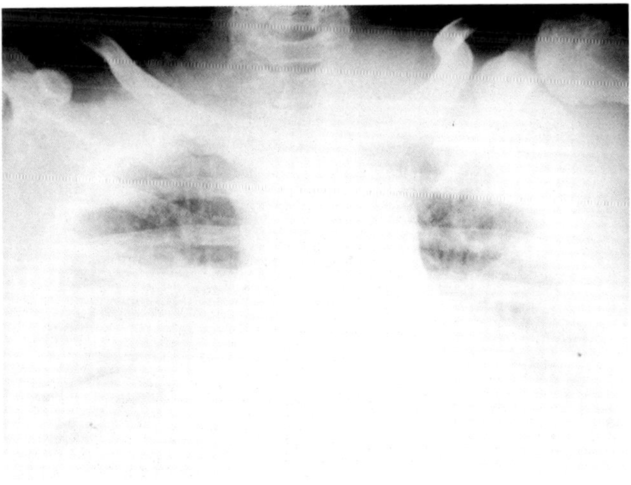

Abb. 27 Sichelzellanämie: Thorax. Ein häufiger Grund für eine stationäre Aufnahme der Patienten ist ein akutes Krankheitsbild mit Fieber, Pleuraschmerz, Husten und Hämoptyse. Röntgenologische Veränderungen können ein- oder beidseitig auftreten und auf eine pulmonale Infektion und/oder einen Infarkt hinweisen. Eine bakterielle Ursache wird selten gefunden. Trotzdem wird eine Antibiotikabehandlung durchgeführt. Manche Fälle sprechen nur auf eine Austausch-Transfusion an, was eine Infarkt-Ätiologie wahrscheinlich macht. Die chronische Anämie und die vermehrte Kreislaufbelastung der Sichelzellkrankheit gehen mit linksventrikulärer Hypertrophie und Kardiomegalie einher.

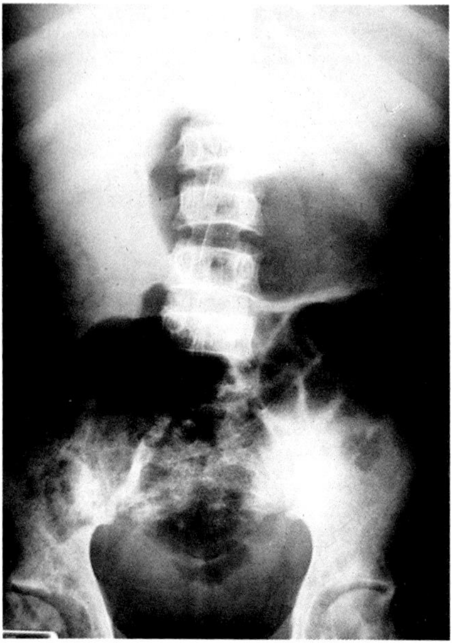

Abb. 28 Sichelzellanämie: „Akutes Abdomen“. Ein akuter Leibschmerz kann oft zu einer Notfall-Operation führen. Abdominale Auftreibung und Verminderung der Darmgeräusche erzeugen das Bild eines Ileus. Bei der Sichelzellanämie ist die wahrscheinlichste Erkärung eine Thrombose der Mesenterial-Gefäße.

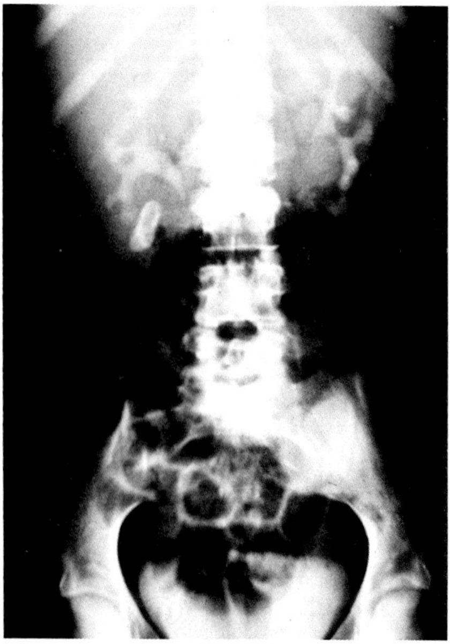

Abb. 29 Sichelzellkrankheit: Abdomenübersichtsaufnahme und I.v.-Pyelogramm. Gallensteine sind häufig bei chronischen hämolytischen Erkrankungen, vor allem bei jugendlichen Patienten. Im Bild ist das gefüllte Nierenhohlsystem mit einer Verplumpung der Nierenpapillen erkennbar; eine Papillennekrose ist hier nicht ungewöhnlich. Eine Hämaturie ist oft nachweisbar.

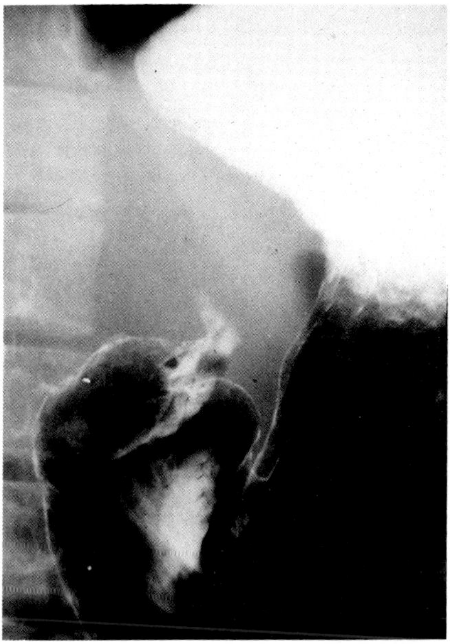

Abb. 30 Sichelzellkrankheit: Magenulkus. Magenulzera werden bei Sichelzellanämie häufig gefunden. Die Untersuchung mit Barium-Brei zeigte eine ausgeprägte Erweiterung des Magens durch eine narbige Veränderung im Duodenum infolge einer chronischen Ulzeration. Der Patient klagte über Magenschmerzen und vermehrtes Erbrechen. Nach präoperativer Austausch-Transfusion wurde erfolglos eine Vagotomie mit Pyloroplastik durchgeführt.

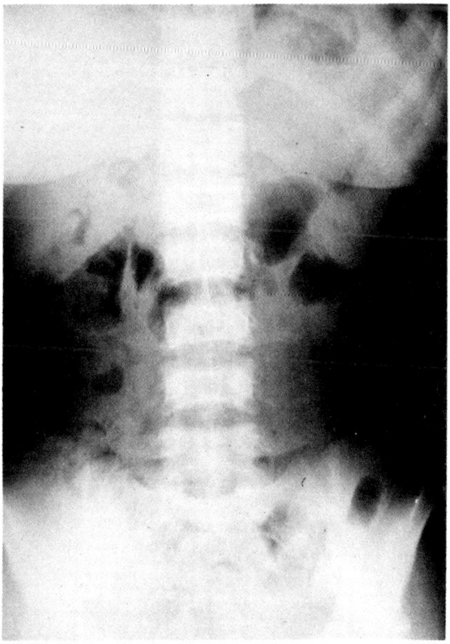

Abb. 31 Sichelzellkrankheit: Splenomegalie. Die Abdomen-Übersichtsaufnahme eines jungen Mädchens zeigt, daß nicht alle Patienten eine Autosplenektomie entwickeln, obwohl dies bei homozygoter Sichelzellanämie üblich ist.

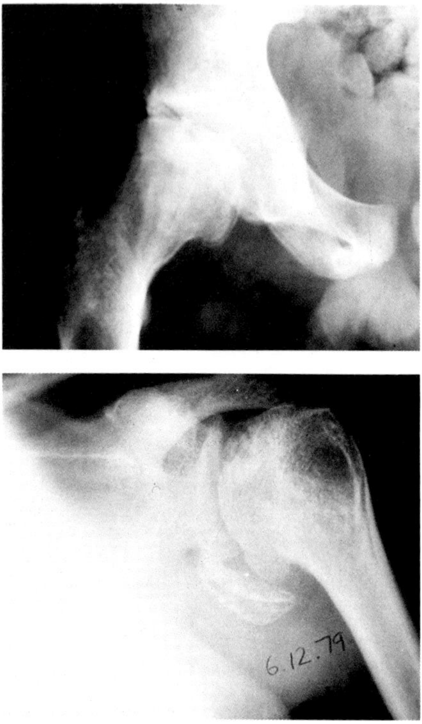

Abb. 32 Sichelzellkrankheit: Knochenveränderungen. Knocheninfarkte sind oft zu sehen; eine häufige Komplikation ist eine aseptische Knochennekrose der Femurs- und Humerusköpfe. Eine fortschreitende Verschlechterung führt zu starken Schmerzen und zu Verformung, was einen Gelenkersatz notwendig machen kann.

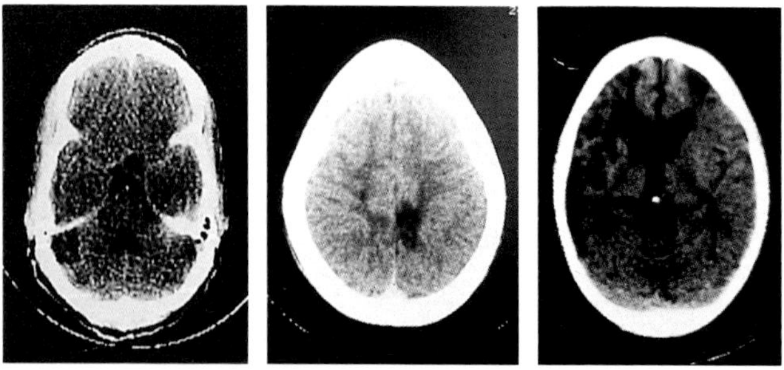

Abb. 33 Sichelzellkrankheit: Hirninfarkt. Obwohl nicht häufig, ist ein Hirninfarkt eine außerordentlich wichtige Komplikation mit schweren Folgen. Zeichen hierfür sind Krampfanfälle und Paresen. Die hohe Rezidivrate kann mit einer „Hypertransfusionsbehandlung" reduziert werden. Die drei CTs stammen von drei verschiedenen Patienten.

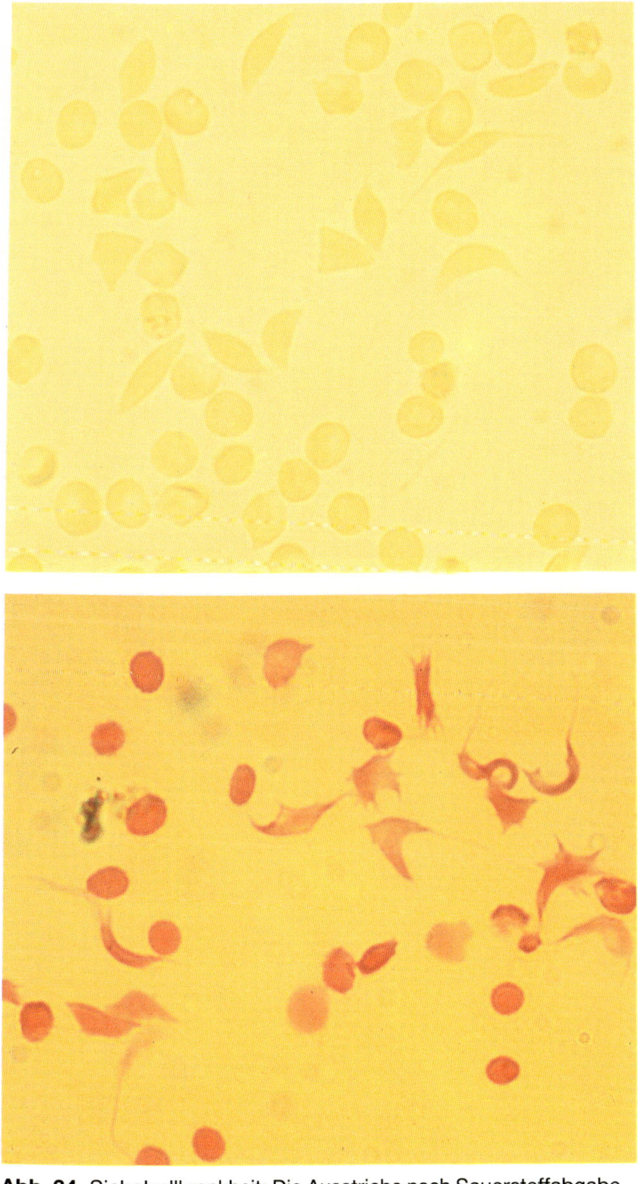

Abb. 34 Sichelzellkrankheit: Die Ausstriche nach Sauerstoffabgabe in der feuchten Kammer zeigen die charakteristischen sichel- und fadenförmigen Zellen.

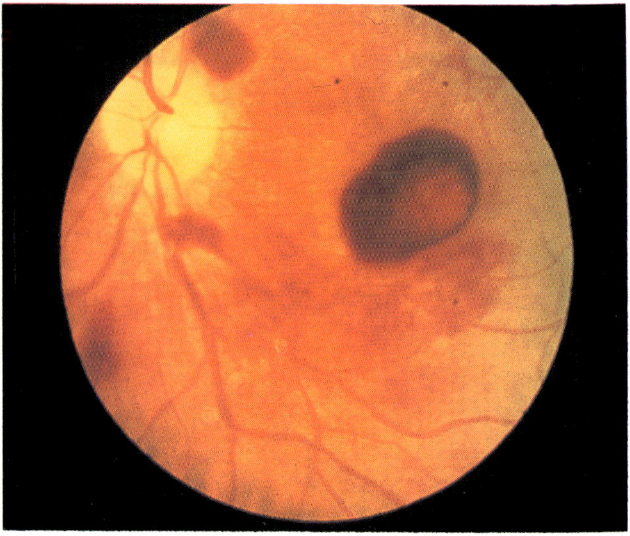

Abb. 38 Akute Lymphoblasten-Leukämie: Erkrankung des ZNS. Augenbeteiligung bei ZNS-Erkrankung mit einem leukämischen Infiltrat in der Netzhaut und Netzhautblutungen.

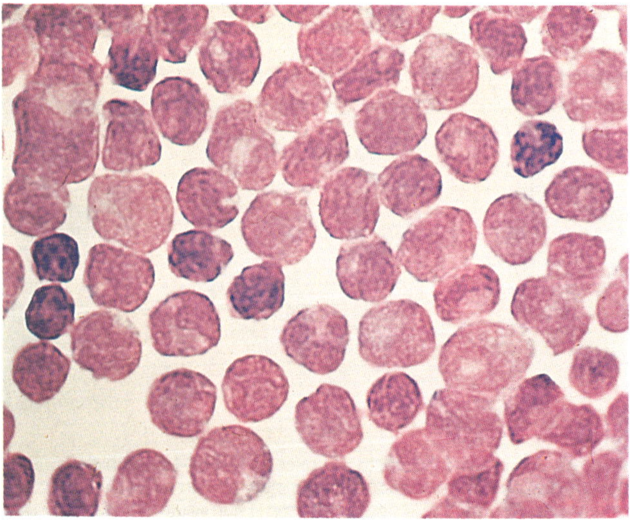

Abb. 39 Leukämie des ZNS: Gefärbter Liquorausstrich nach Zentrifugation mit Lymphoblasten bei einem Patienten mit meningealer Leukämie.

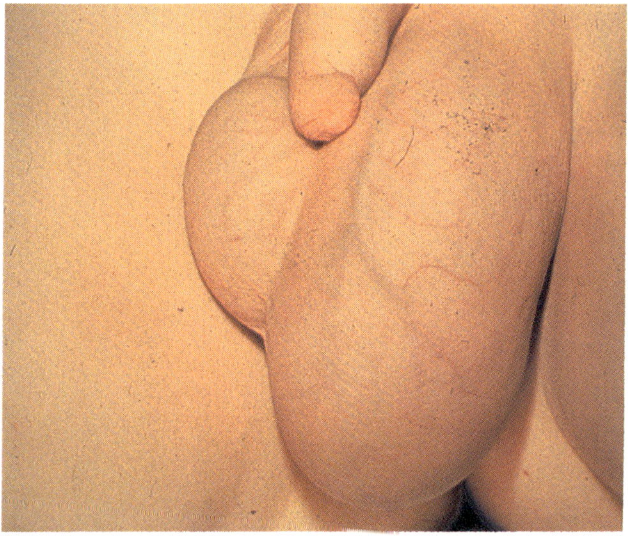

Abb. 40 Leukämie-Manifestation im Bereich des Hodens. Schmerzlose Hodenvergrößerung bei Leukämiebefall des Hodens wird durch eine Nadel- oder Keilbiopsie bestätigt. Gewöhnlich ist die Hodenvergrößerung beidseitig und entsteht meistens innerhalb eines Jahres nach Beendigung der Erhaltungstherapie.

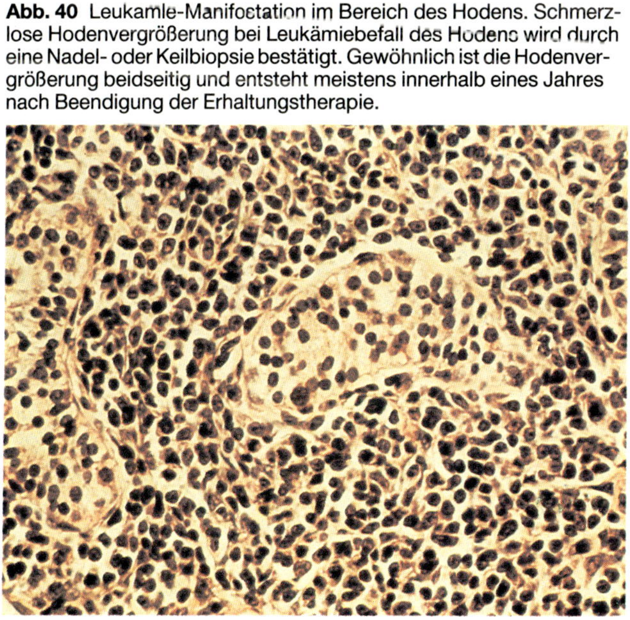

Abb. 41 Leukämie-Manifestation im Bereich des Hodens: Histologischer Schnitt einer Hodenbiopsie mit diffuser Lymphoblasten-Infiltration.

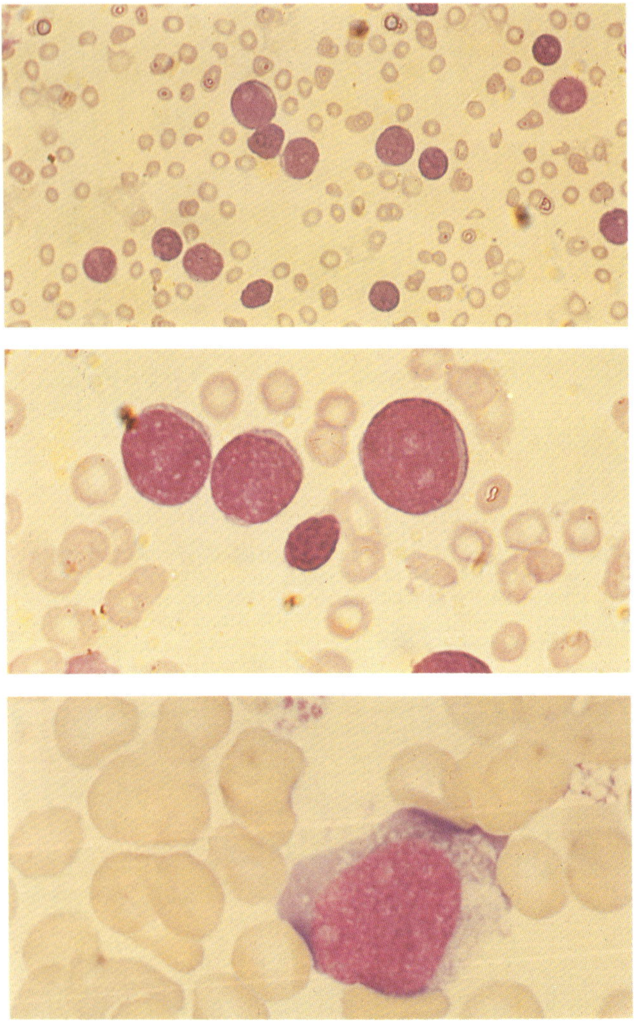

Abb. 42 Akute Lymphoblastenleukämie: Peripheres Blutbild. *a)* Geringe Vergrößerung mit einer größeren Zahl von Lymphoblasten. Diese variieren in der Größe und haben große Kerne mit sehr wenig Zytoplasma und mit deutlich sichtbaren multiplen Nucleoli. *b)* Dieselben Zellen etwas vergrößert. *c)* Große Vergrößerung der Lymphoblasten eines anderen Patienten. In diesem Fall ist mehr Zytoplasma und mehr als ein Nukleolus zu erkennen.

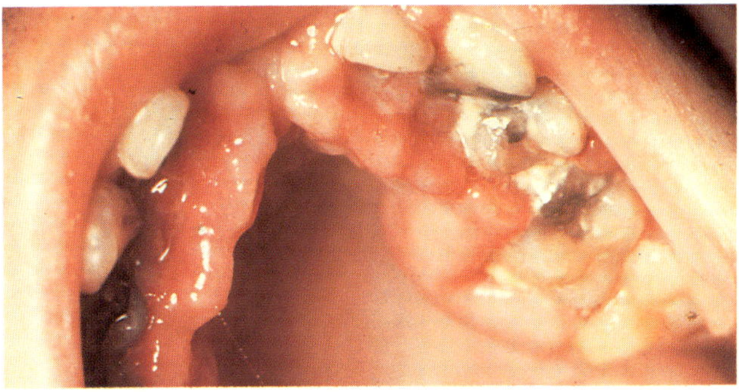

Abb. 43 Akute Monozytenleukämie. Eine Hypertrophie des Zahnfleisches ist häufig bei der monozytären Form der myeloischen Leukämie vorhanden. Bei zahnlosen Patienten wird sie nicht gefunden. Diese Abbildung zeigt eine starke Hypertrophie bei akuter Monozytenleukämie.

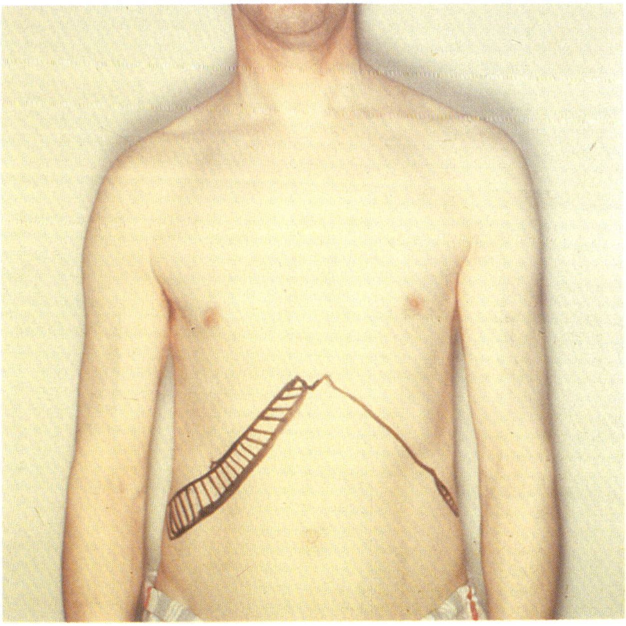

Abb. 44 Akute Monozytenleukämie. Im Gegensatz zur akuten myeloischen Leukämie tritt die akute monozytäre Form oft mit Organvergrößerungen, Lymphadenopathie, Hautinfiltration und Veränderungen im Mund auf. Eine leichte Hepatosplenomegalie ist bei diesem Patienten eingezeichnet.

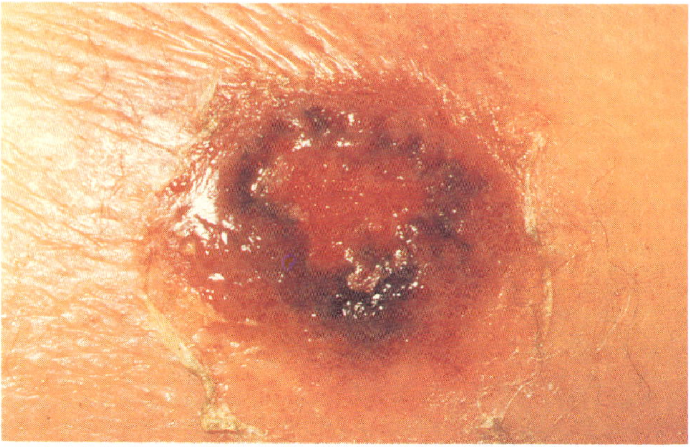

Abb. 45 Akute Leukämie: Zellulitis. Eine schwere Neutrozytopenie, hervorgerufen durch eine Knochenmarksinfiltration und/oder Zytostatika-Therapie, macht den Patienten anfällig für schwere Infektionen. Schon kleine Läsionen infizieren sich schnell und führen bald zu einer Allgemeininfektion. Eine sorgfältige Prophylaxe ist notwendig, um Infektionen zu verhindern (z. B. Pflege im Einzelzimmer oder Isolation, Besuchseinschränkung, strenge Sauberkeit des Pflegepersonals und häufiger Wechsel der intravenösen Zugänge). Die prophylaktische Gabe von Antibiotika und eine Darmsterilisation werden häufig im kritischen Stadium durchgeführt.

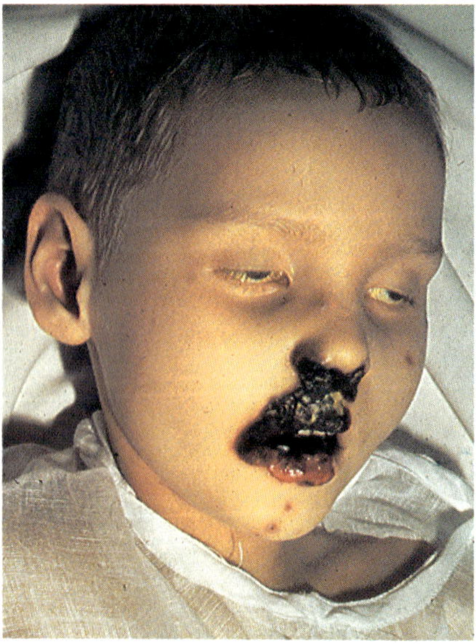

Abb. 46 Akute Leukämie: Nekrotische Mundschleimhaut-Veränderungen. Die ursprüngliche Herpes simplex-Infektion wurde bakteriell superinfiziert, was zu Ulzeration und Nekrose führte.

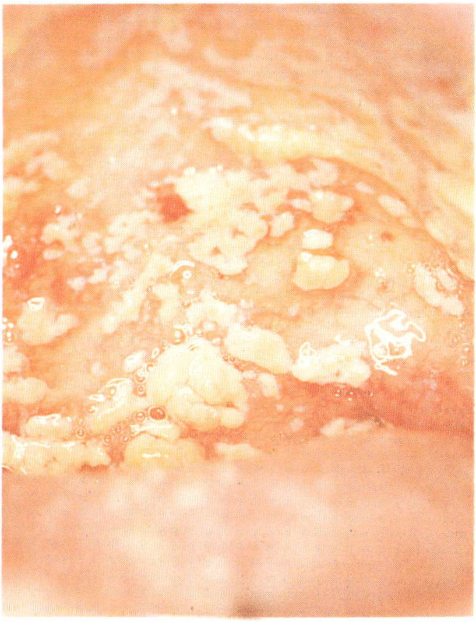

Abb. 47 Akute Leukämie: Candida-Infektion. Die prophylaktische Gabe oraler nicht-resorbierbarer Antibiotika, die zur Verhinderung von Infektionen durch Darmkeime durchgeführt wird, läßt Pilzinfektionen (vor allem Candida) angehen. Prophylaktisch sollten Antimykotika gegeben werden.

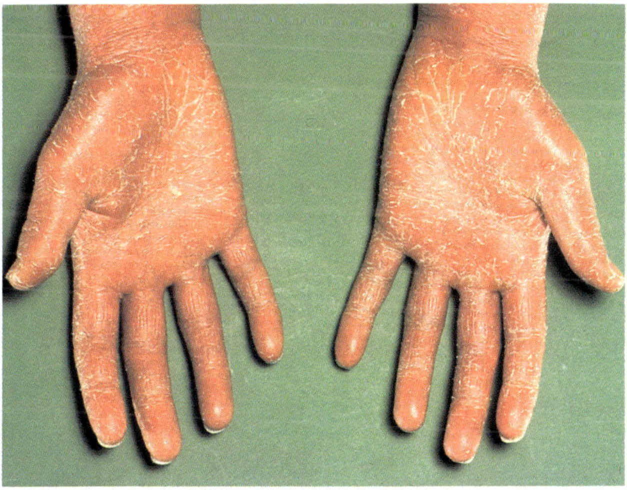

Abb. 48 Akute Leukämie: Graft-versus-host-Krankheit nach Knochenmarktransplantation. Diese Krankheit ist die Hauptursache für Erkrankungen und Tod nach allogener Knochenmark-Transplantation. Sie zeigt sich als Veränderungen an Haut, Leber und Darm. Die Hautveränderungen reichen von mildem Erythem bis zu papulosquamösen Eruptionen und Desquamationen und sind hauptsächlich an den Handflächen und Fußsohlen zu finden.

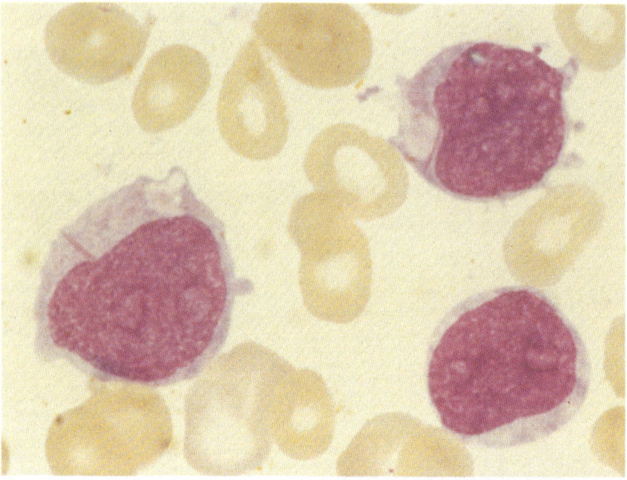

Abb. 49 Akute myeloische Leukämie: Blasten im peripheren Blutbild. Die Myeloblasten sind groß, haben unreife Kerne und ausgeprägte Nucleoli. Zytoplasma ist reichlicher vorhanden als bei Lymphoblasten und enthält feine azurophile Granula. Typische Auerstäbchen (feine rotviolette stäbchenförmige Strukturen im Zytoplasma) sind in zwei Zellen erkennbar.

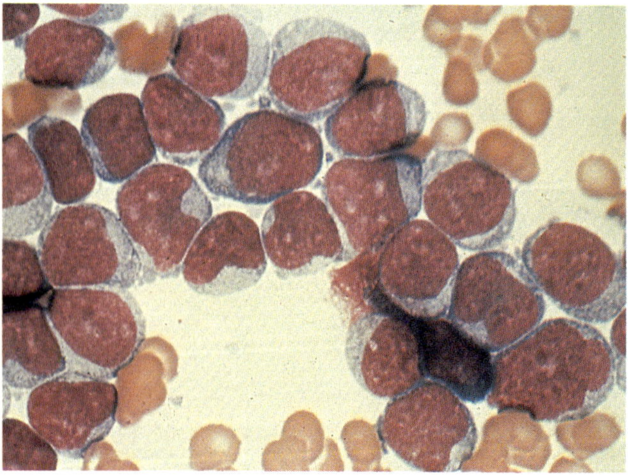

Abb. 50 Akute myeloische Leukämie: FAB M_1-Subtyp. Pleomorphe Blasten im peripheren Blut.

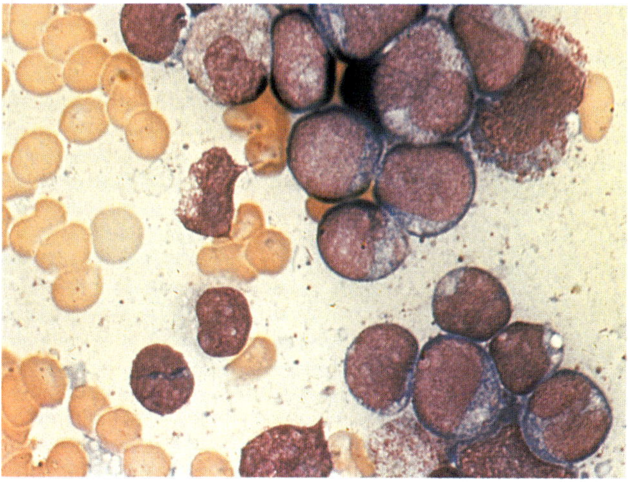

Abb. 51 Akute myeloische Leukämie: FAB M_4 (myelomonozytärer) – Subtyp. Ausgeprägte pleomorphe Blasten. Einige undifferenzierte Zellen sind erkennbar, andere enthalten vermehrt azurophile Granula mit Reifungszeichen entsprechend der myeloischen Reihe, während andere zytoplasmatische Vakuolen enthalten und monozytäre Charakteristika aufweisen.

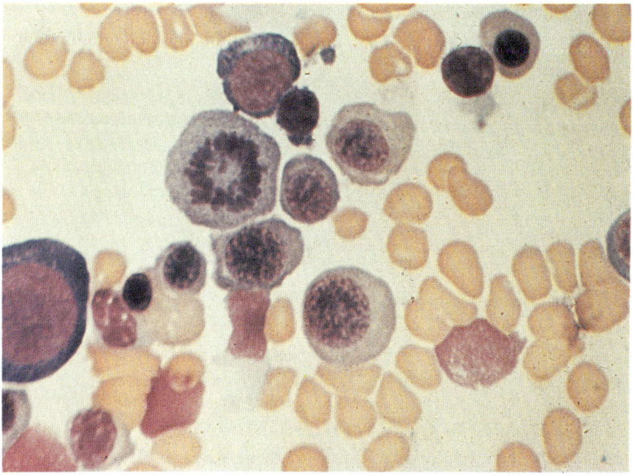

Abb. 52 Akute myeloische Leukämie: FAB M_6 (Erythroleukämie) – Subtyp. Die kernhaltigen Zellen entstehen aus der roten Zellreihe und zeigen eine Reifung, aber eine abnorme Morphologie. Gewöhnlich sind auch Myeloblasten vorhanden.

Myeloproliferative Erkrankungen

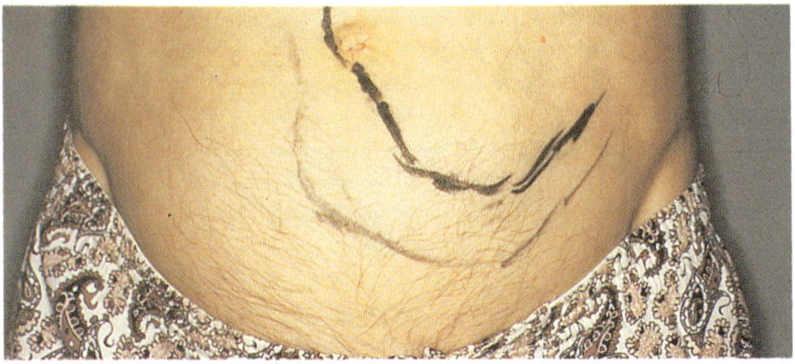

Abb. 53 Chronisch-myeloische Leukämie (CML). Die bekannteste Form einer CML (Philadelphia-Chromosom positiv) tritt bei jungen und mittelalterlichen Erwachsenen auf, mit einem leichten Überwiegen der Männer. Klinisch ist in der Regel eine Splenomegalie vorhanden, verbunden mit Anämie und einer erhöhten Leukozytenzahl. Die Milz nimmt mit steigender Leukozytose an Größe zu, obwohl die Erkrankung durch eine Routine-Blutbildkontrolle diagnostiziert werden kann, bevor klinische Zeichen der Erkrankung erkennbar sind. Bei erfolgreicher Therapie kommt es parallel zum Abfall der Leukozyten zu einer Abnahme der Milzgröße.

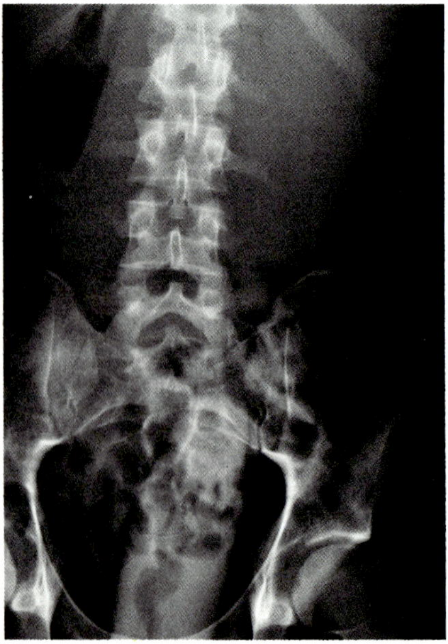

Abb. 54 CML. Auf dieser Abdomen-Röntgenübersichtsaufnahme eines jungen Mannes mit einer 48stündigen Anamnese von Priapismus ist eine ausgeprägte Splenomegalie zu sehen. Durch die extrem erhöhte Leukozytenzahl kommt es zur Leukostase. Sie führt in der Regel zu neurologischen Symptomen (Zirkulationsstörung im Bereich der Hirngefäße) und Priapismus.

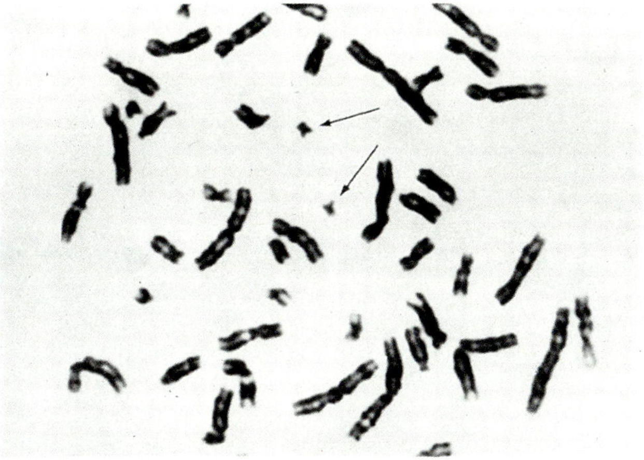

Abb. 55 CML. Das Philadelphia-Chromosom entsteht durch Translokation eines Teiles des langen Armes vom Chromosom 22 (▷) zum Chromosom 9 (▷). Es tritt in etwa 95 % der Fälle auf. Der Krankheitsverlauf der Philadelphia-positiven chronischen Myelose ist einheitlicher als in Fällen ohne Translokation.

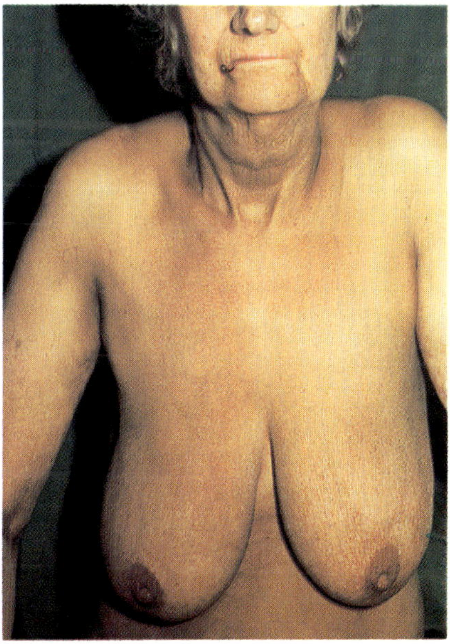

Abb. 56 CML: Busulfan-Pigmentierung. Die Standard-Therapie der CML ist Busulfan, das anfangs täglich gegeben wird, später intermittierend je nach Bedarf, um die Leukozytenzahl im Normbereich zu halten. Nebenwirkungen der Busulfan-Therapie sind Lungenfibrose und die hier dargestellte Hautpigmentierung.

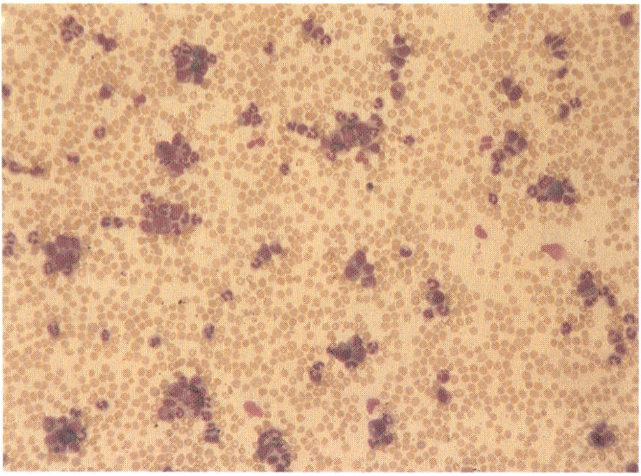

Abb. 57 CML. Peripheres Blutbild. Es handelt sich um eine Leukozytose bedingt durch eine Vermehrung der Neutrophilen und ihrer Vorstufen. Das charakteristische Blutbild zeigt eine geringe Zahl von Blasten und Promyelozyten; Myelozyten und reife Neutrophile überwiegen.

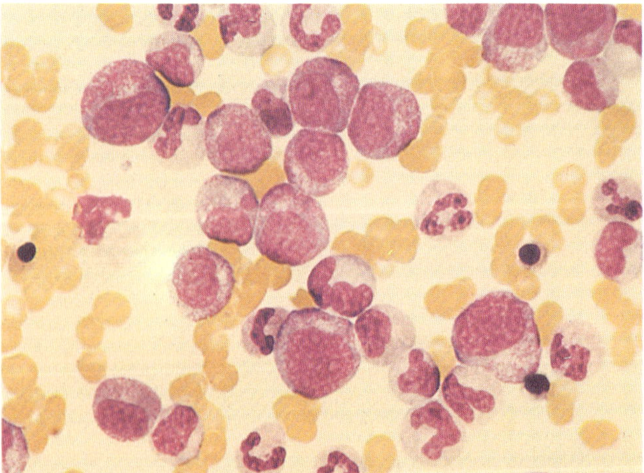

Abb. 58 CML. Peripheres Blutbild. Zusätzlich zu einer Leukozytose sind kernhaltige Erythrozyten im peripheren Blut zu erkennen, besonders nach einer Splenektomie.

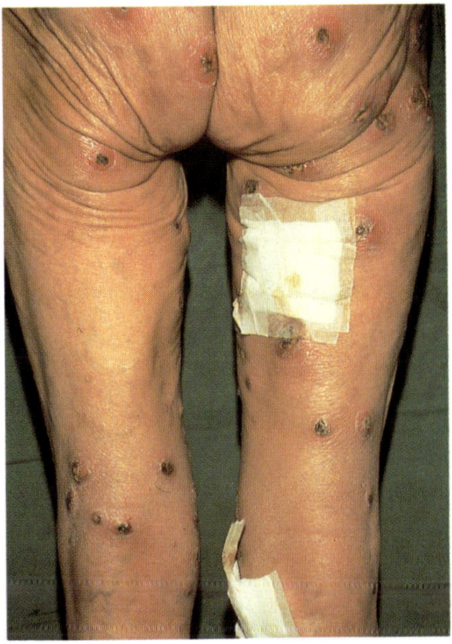

Abb. 59 CML: Hautveränderungen. Leukämische Ablagerungen können sich in verschiedenen Formen zeigen und sind bei monozytärer Leukämie nicht ungewöhnlich.

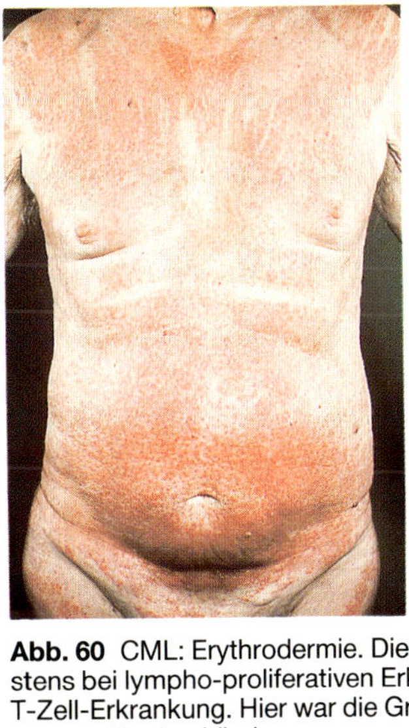

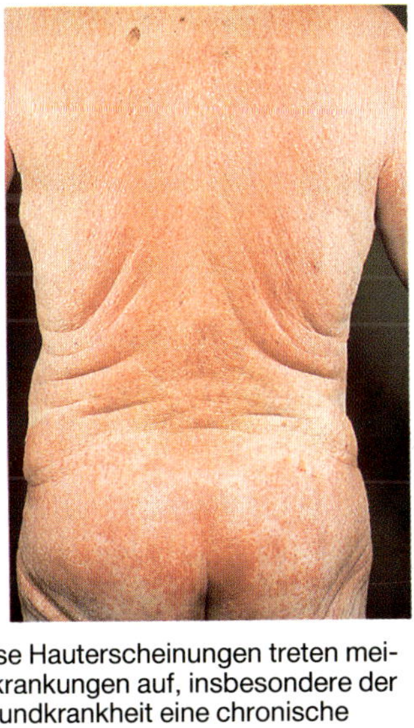

Abb. 60 CML: Erythrodermie. Diese Hauterscheinungen treten meistens bei lympho-proliferativen Erkrankungen auf, insbesondere der T-Zell-Erkrankung. Hier war die Grundkrankheit eine chronische monozytäre Leukämie.

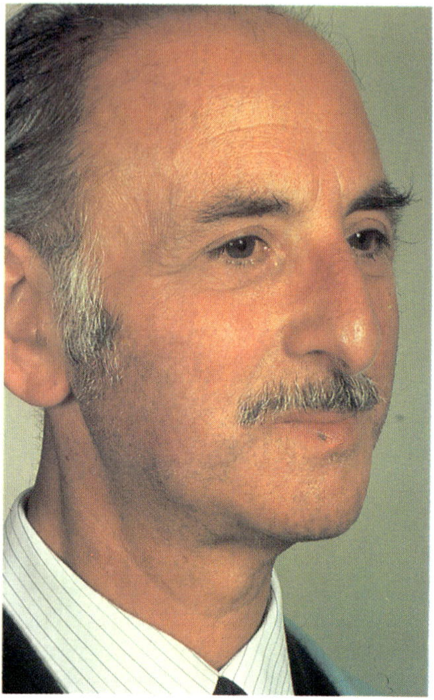

Abb. 61 Polyzythämie (Polycythaemia rubra vera). Die auffallende Plethora ist oft mit Kopfschmerzen, Schwindelgefühl, Druck im Kopf und Pruritus verbunden. Weitere übliche Symptome sind transitorische ischämische Attacken, periphere vaskuläre Erkrankungen, Gicht, Dyspepsie und Blutungen als Folge einer gestörten Thrombozytenfunktion. In der Regel besteht eine Splenomegalie, die zu Beginn der Erkrankung gering ist und im Verlauf der Jahre zunimmt.

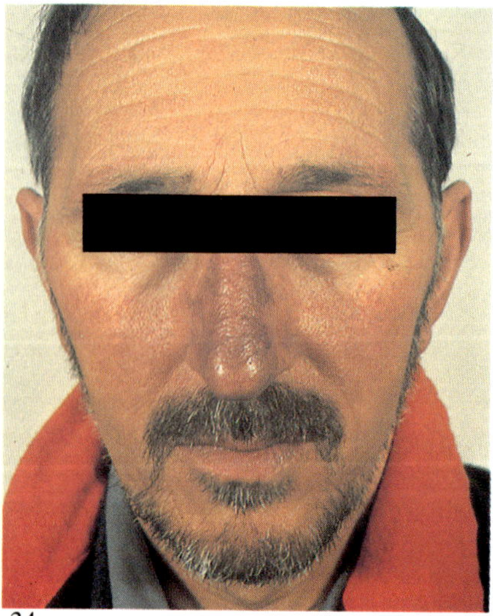

Abb. 62 Polyzythämie. Die Plethora kann einen ausgeprägten düsteren Farbton haben, wie in diesem Fall. Meistens besteht eine konjunktivale Injektion.

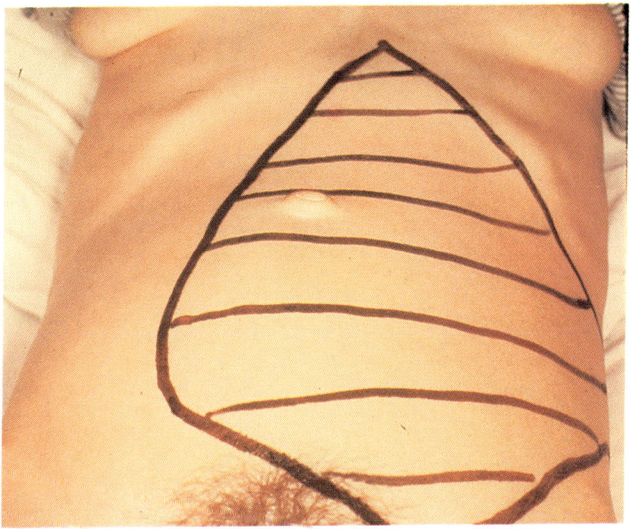

Abb. 63 Myelofibrose. Die extreme Splenomegalie war mit einer abdominalen Schwellung und einem Völlegefühl nach dem Essen verbunden. Milzinfarkte können zu akuten Leibschmerzen führen. Müdigkeit und Gewichtsabnahme sind üblich. Eine Anämie entsteht durch Knochenmarksbeteiligung, Blutzellspeicherung in der Milz und Hypervolämie durch Splenomegalie.

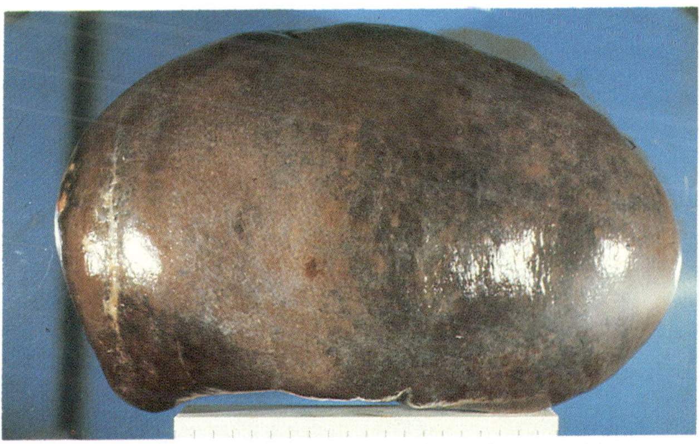

Abb. 64 Myelofibrose. Diese Milz wog 4700 g und verursachte massive Beschwerden. Eine Splenektomie ist gewöhnlich bei älteren Patienten nicht ohne Risiko. Es kann eine Blutungsneigung durch die Kombination von Thrombozytopenie und gestörter Thrombozytenfunktion bestehen.

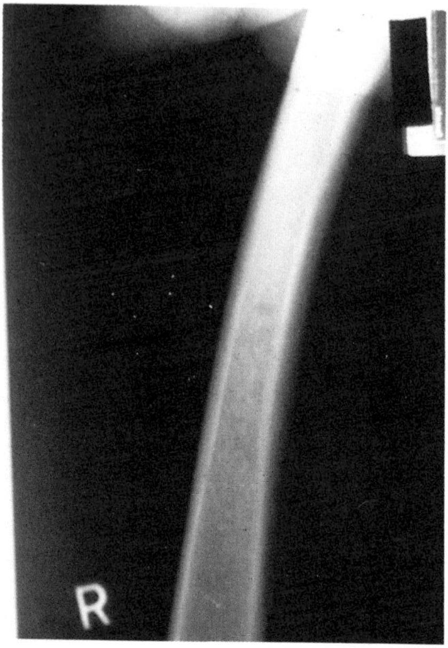

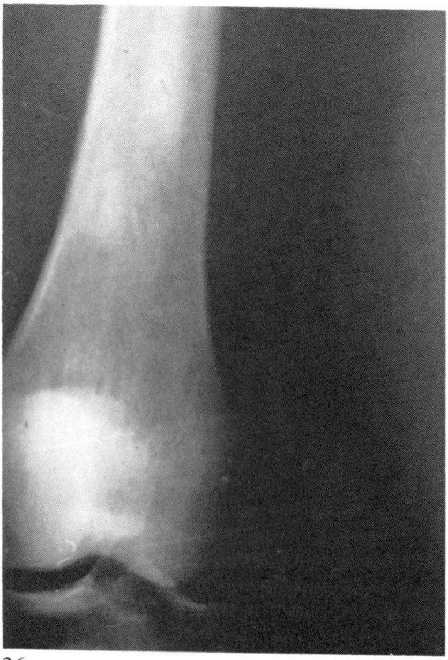

Abb. 65 Myelofibrose. Eine periosteale Knochenneubildung ist selten. Röntgenologisch ist eine zunehmende Knochendichte nachweisbar.

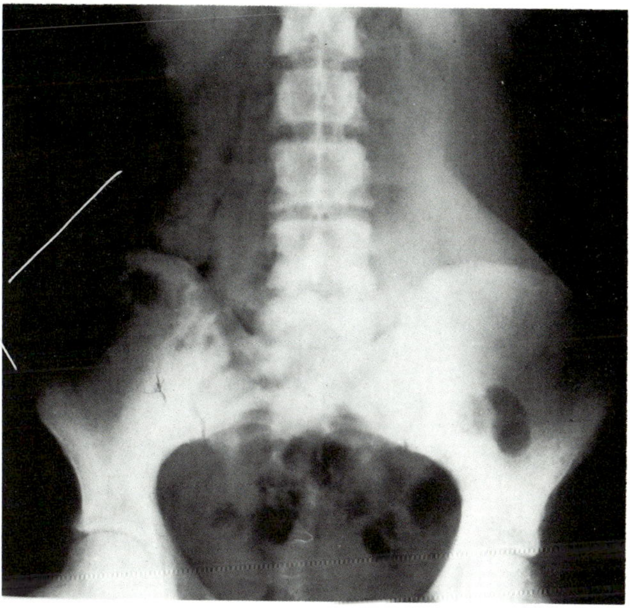

Abb. 66 Myelofibrose. Eine Osteosklerose ist häufig, tritt meistens symmetrisch auf und betrifft das Achsenskelett und die proximalen Enden von Humerus und Femur.

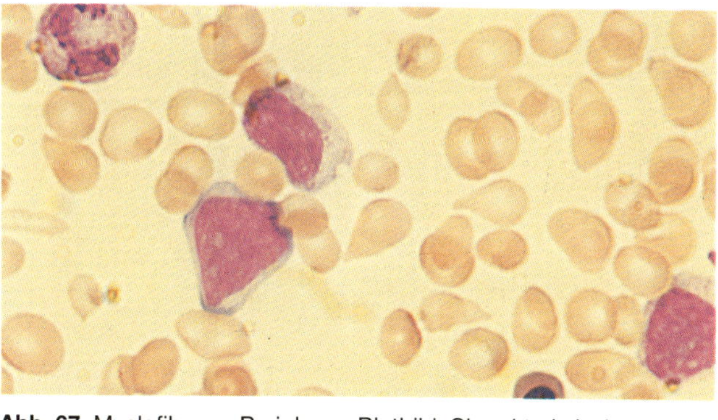

Abb. 67 Myelofibrose: Peripheres Blutbild. Charakteristischer erythro-leukämischer Blutausstrich mit unreifen weißen Zellen (Myeloblasten, Promyelozyten, Myelozyten und Metamyelozyten) und kernhaltigen roten Zellen. Die roten Zellen zeigen eine ausgeprägte Anisozytose und Poikilozytose mit eindeutigen Tränentropfen-Formen.

Chronische lymphoproliferative Erkrankungen

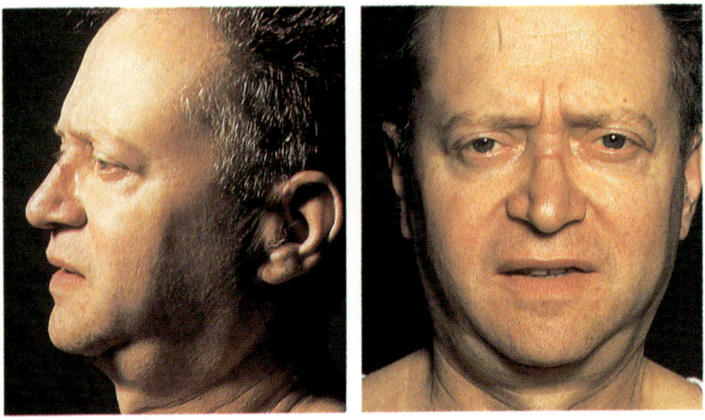

Abb. 68 Chronische lymphatische Leukämie (CLL). Eine Vergrößerung von zervikalen und submandibulären Lymphknoten stellt das Stadium 1 der Erkrankung dar (Lymphozytose und Lymphadenopathie ohne Hepatosplenomegalie oder andere hämatologische Veränderungen wie Anämie und/oder Thrombozytopenie). Die CLL betrifft Männer etwas häufiger als Frauen und nimmt mit zunehmendem Lebensalter zu.

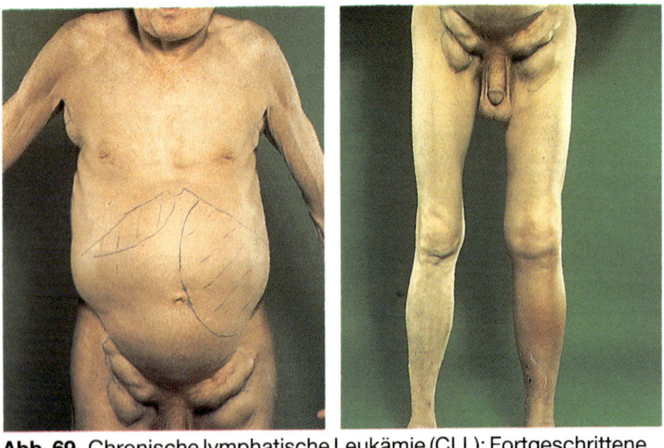

Abb. 69 Chronische lymphatische Leukämie (CLL): Fortgeschrittene Erkrankung mit ausgeprägter Hepatosplenomegalie (Markierung auf der Haut) mit massiver Lymphadenopathie, insbesondere in der Leistengegend. Weiterhin sind axilläre Lymphknotenschwellungen und Gewichtsabnahme, vor allem an den Oberarmen zu erkennen. Das am rechten Unterschenkel erkennbare Hautinfiltrat mit Schwellung und Rötung veranlaßte zur stationären Einweisung. Der Patient war Landstreicher; Nachuntersuchungen waren nicht mehr möglich.

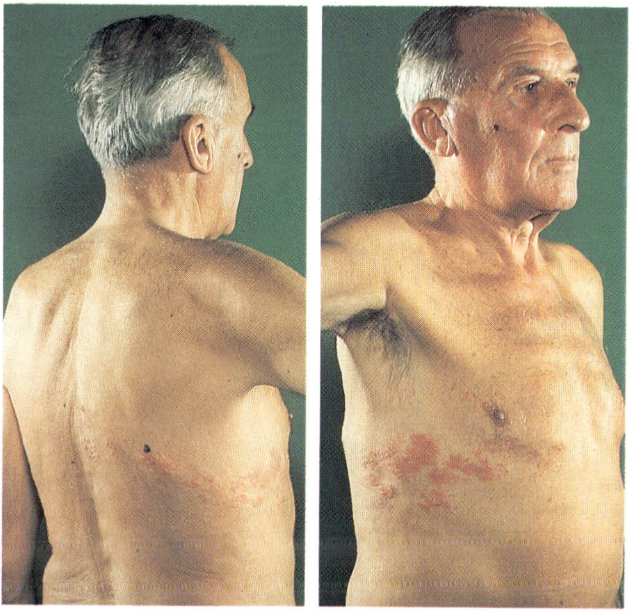

Abb. 70 CLL: Herpes zoster. Ein Herpes zoster ist eine typische Komplikation der CLL, verbunden mit einer Hypogammaglobulinämie. Die Reaktivierung des latenten Virus führt zu Schmerzen in den betroffenen Nervenwurzeln. Die Bläschen-Eruption kann erst einige Tage nach Schmerzbeginn sichtbar werden.

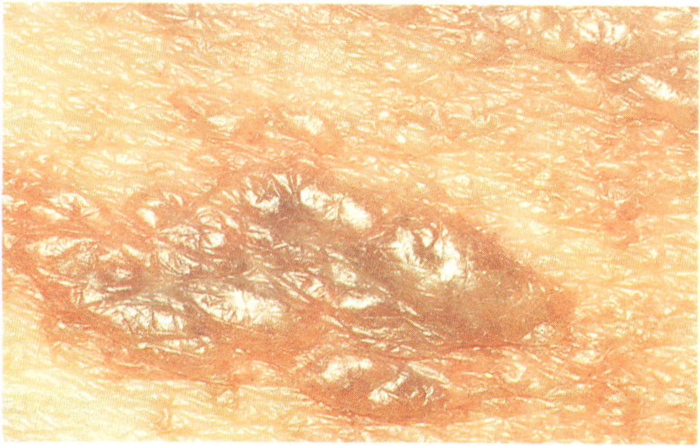

Abb. 71 CLL: Herpes zoster. Nahaufnahme der typischen Herpes-zoster-Bläschen auf einem geröteten Grund.

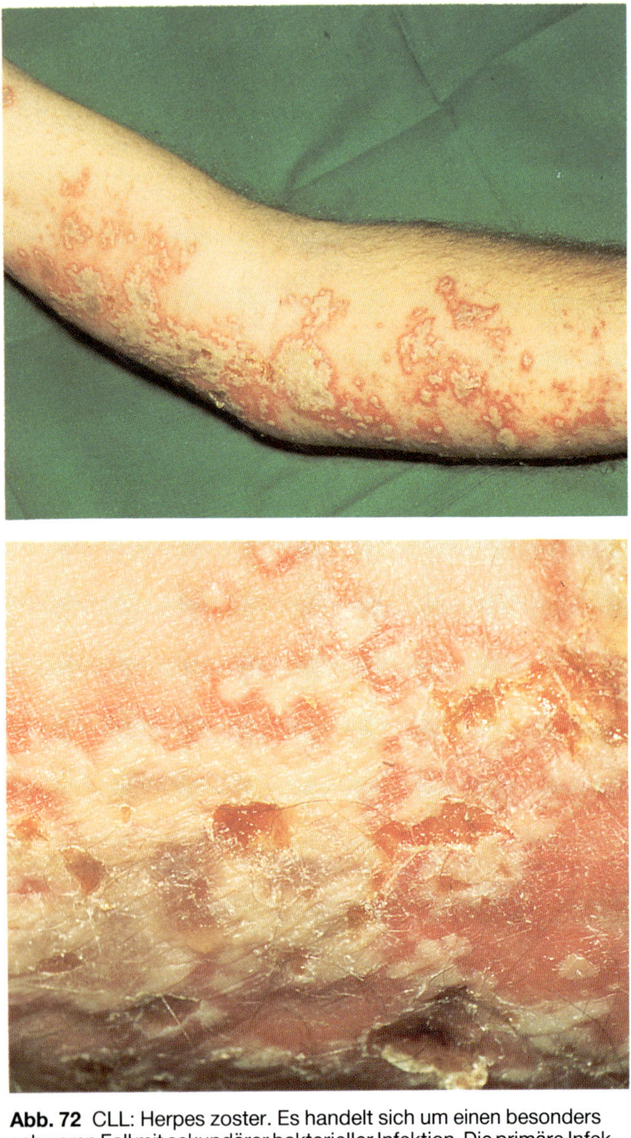

Abb. 72 CLL: Herpes zoster. Es handelt sich um einen besonders schweren Fall mit sekundärer bakterieller Infektion. Die primäre Infektion wurde i.v. mit Acyclovir, wegen der sekundären Infektion mit einem Breitband-Antibiotikum behandelt.

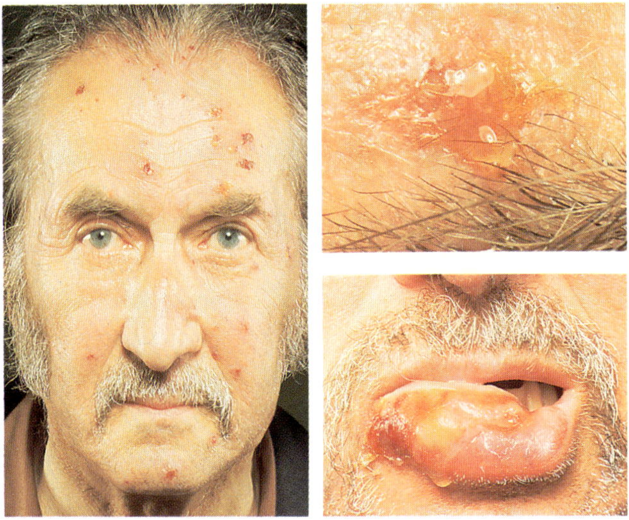

Abb. 73 CLL: Herpes simplex. Patient mit therapieresistenter Form der CLL im Spätstadium mit Herpes simplex des Gesichtes und der Lippen. Die schwere Immunsuppression und Neutrozytopenie des Spätstadiums der CLL bewirken zunehmend häufige und bedrohliche Infekte, die nur schwer beeinflußbar sind und häufig zum Tode führen.

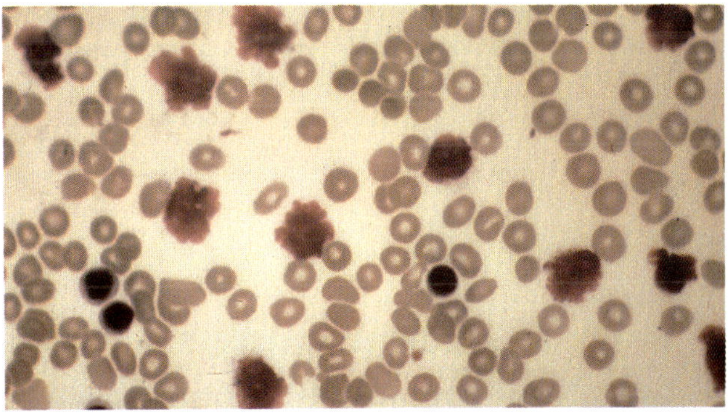

Abb. 74 CLL: Peripheres Blutbild. Der charakteristische Blutausstrich zeigt eine Vermehrung der kleinen reifen Lymphozyten, zusammen mit den typischen mazerierten und zerquetschten Zellen.

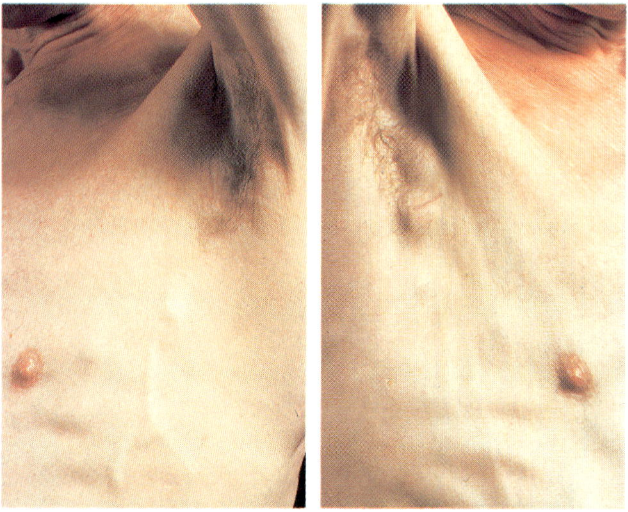

Abb. 75 Prolymphozyten-Leukämie (PLL). Eine Lymphadenopathie ist seltener als bei der chronisch-lymphatischen Leukämie zu sehen, aber in diesem Fall sind vergrößerte axilläre Lymphknoten vorhanden. Klinisch im Vordergrund steht eine ausgeprägte Splenomegalie bei Patienten über 60 Jahren.

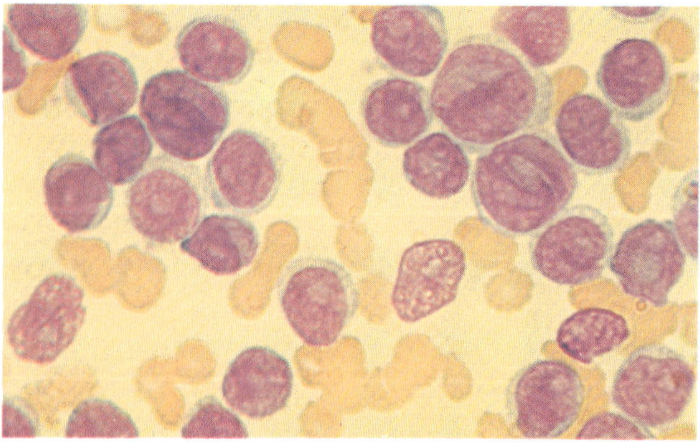

Abb. 76 PLL: Peripheres Blutbild. Bei dieser Erkrankung sind die Lymphozyten größer und haben mehr Zytoplasma als bei einer CLL. Weiterhin sind deutliche Nukleolen erkennbar. Diese Prolymphozyten haben die Charakteristika von B-Lymphozyten mit einer großen Menge von Immunglobulin an der Zelloberfläche.

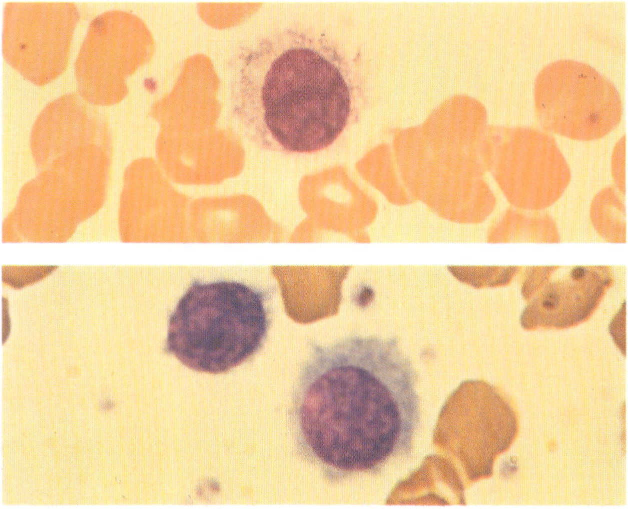

Abb. 77 Haarzell-Leukämie (leukämische Retikuloendotheliose). Eine Splenomegalie ist üblicherweise auch bei dieser Erkrankung vorhanden, zusammen mit Symptomen einer Knochenmarkserkrankung (Anämie, Blutungen durch Thrombozytopenie, sekundäre Infektionen durch Neutrozytopenie). Die charakteristische *Haar-Zelle* hat ein feines ausgefranstes Zytoplasma.

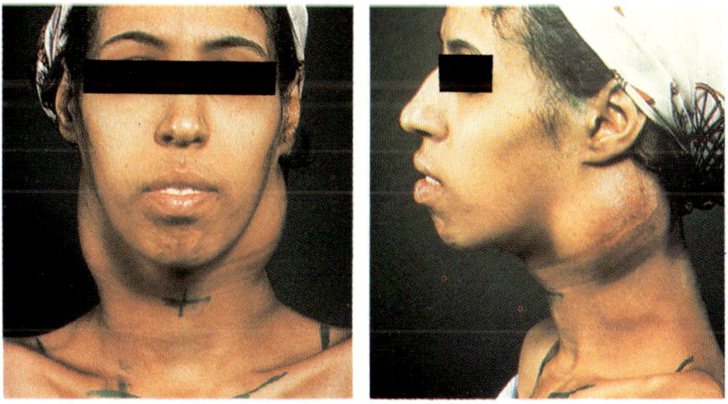

Abb. 78 Morbus Hodgkin: Zervikale Lymphknotenschwellung, ausgeprägte Vergrößerungen. Eine Narbe nach Biopsie ist auf der seitlichen Aufnahme zu sehen. Die Lymphknotenvergrößerungen sind gewöhnlich schmerzlos und auf eine oder mehrere Regionen begrenzt. Begleiterscheinungen sind Fieber, Gewichtsabnahme, Pruritus und alkoholinduzierte Schmerzen.

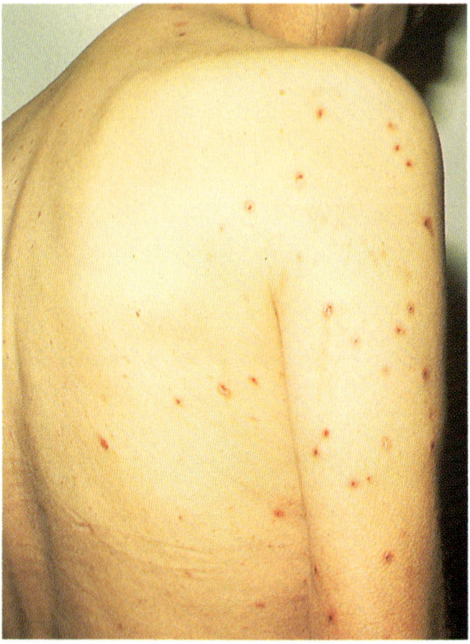

Abb. 79 Morbus Hodgkin: Hautveränderungen. Hautmanifestationen des M. Hodgkin variieren von Pruritus (meist ohne sichtbare Läsion) zu unspezifischen Papeln, Knoten und Erythrodermie. *(Veröffentl. mit Erlaubnis von Dr. A.M. Jeliffe).*

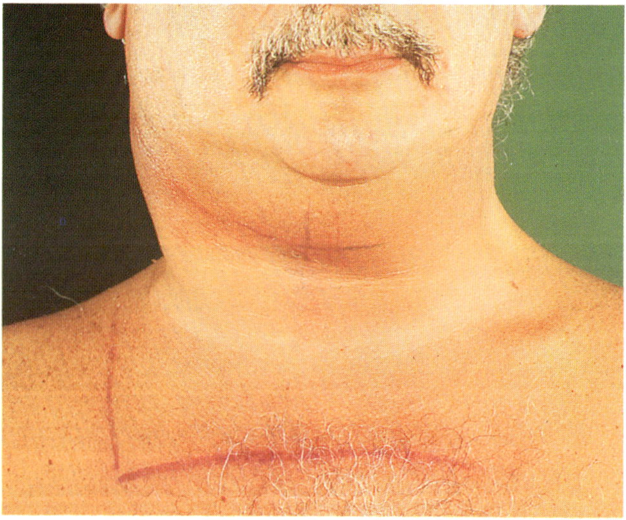

Abb. 80 Non-Hodgkin-Lymphom: Zervikale Lymphknotenschwellungen. Große, feste, unempfindliche Lymphadenopathie, die auf eine Halsseite beschränkt ist. Die Markierung für die Radiotherapie ist eingezeichnet. *(Veröffentl. mit Erlaubnis von Dr. A.M. Jeliffe)*

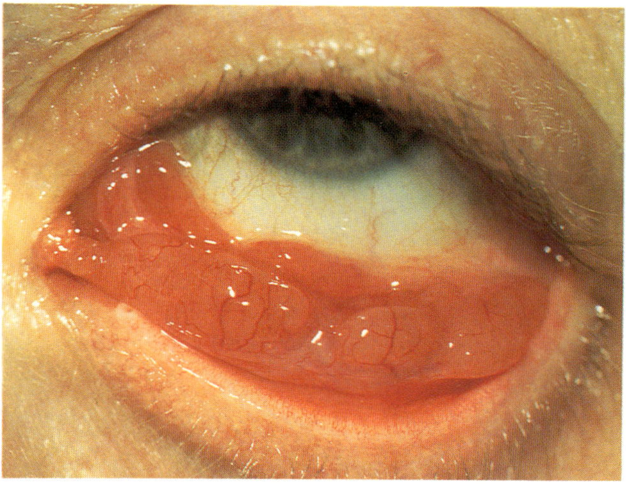

Abb. 81 Lymphom der Bindehaut. Dies stellt eine seltene Lokalisitation des Lymphoms dar. Die Erkrankung ist sehr indolent und kann mit einer lokalen Behandlung gut beherrscht werden. *(Veröffentl. mit Erlaubnis von Dr. A.M. Jeliffe).*

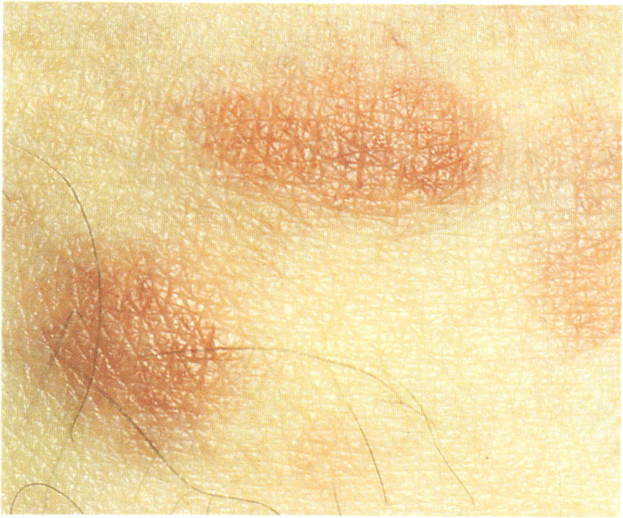

Abb. 82 Lymphom: Hautbeteiligung. Primäre Beteiligung der Haut ist bei B-Zell-Lymphomen selten. Die Veränderungen sind als rot-violette Plaques oder Papeln erkennbar. *(Veröffentl. mit Erlaubnis von Dr. M.F. Spittle).*

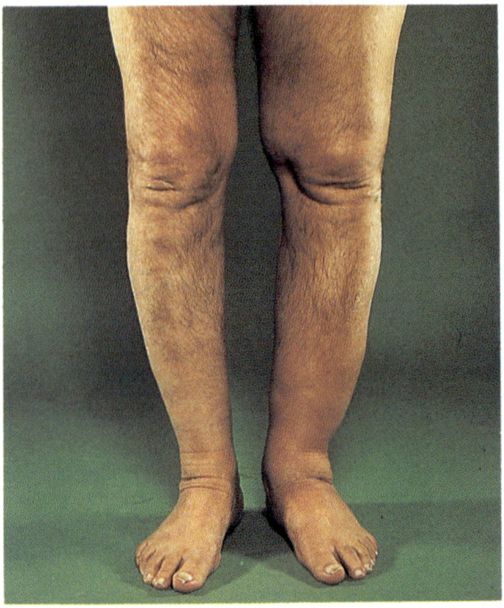

Abb. 83 Lymphom: Lymphödem des linken Beines. Dieser Patient hatte ein niedrig-malignes Lymphom mit mehrmals wiederkehrenden inguinalen Lymphknoten, die auf lokale Bestrahlung gut ansprachen. Ein chronisches Lymphödem war die Folge dieser Therapie.

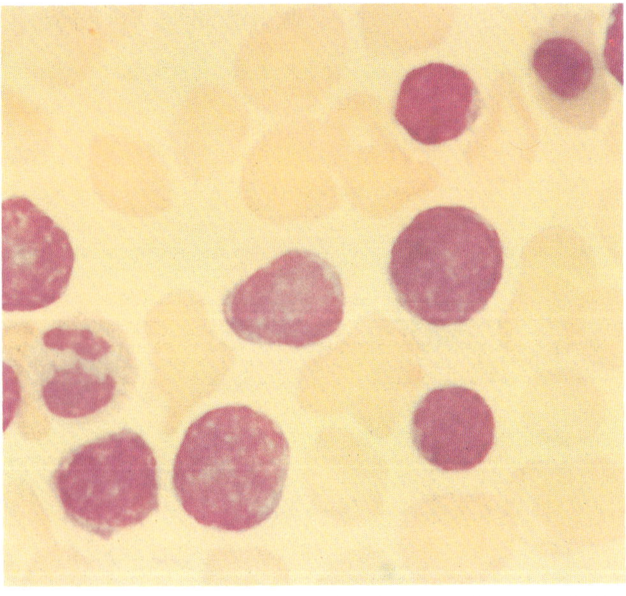

Abb. 84 Lymphom: Peripheres Blutbild. Große atypische lymphoide Zellen fast ohne Zytoplasma. Das Kern-Chromatin ist abnorm und unregelmäßig verteilt. Im Ausstrich ist auch ein Erythroblast zu erkennen.

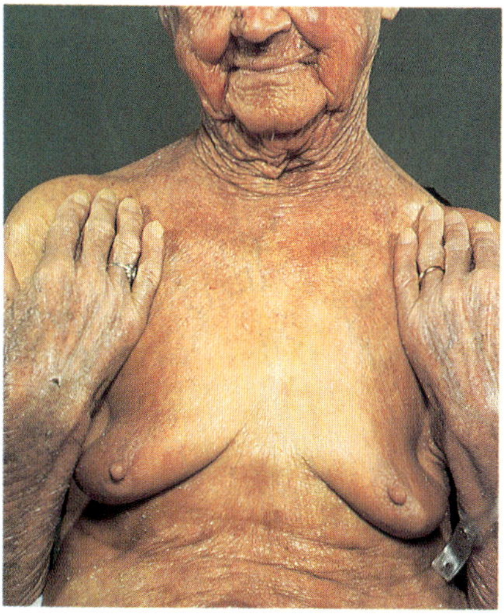

Abb. 85 Sézary-Syndrom: Diese Variante der Mycosis fungoides ist eine Erkrankung mit Proliferation von T-Lymphozyten. Generalisierte Erythrodermie, intensiver Pruritus, Lymphadenopathie und großer abnorme T-Lymphozyten im peripheren Blut sind charakteristisch. Auch Verdikkung der Haut, plaque-ähnliche Hautinfiltrate, Alopezie und Nageldystrophie können auftreten. *(Veröffentl. mit Erlaubnis von Dr. M.F. Spittle)*

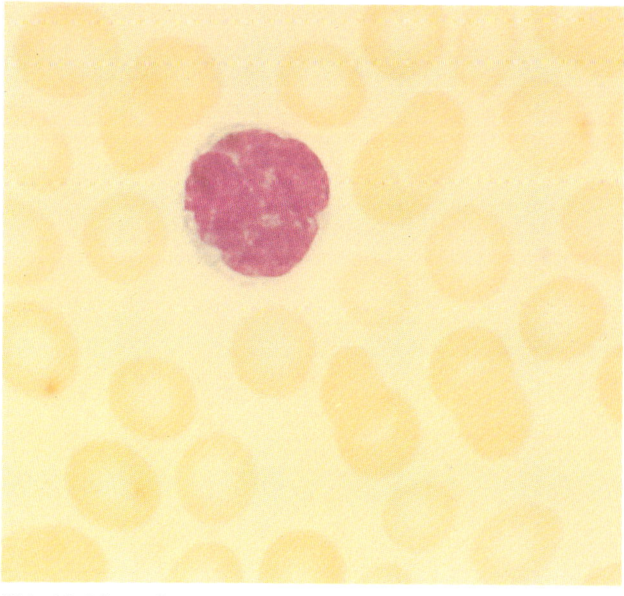

Abb. 86 Sézary-Syndrom: Peripheres Blutbild. Die typische Sézary-Zelle ist eine große mononukleäre Zelle mit wenig Zytoplasma und mit einem gekrümmten oder „hirnrindenförmigen" Kern.

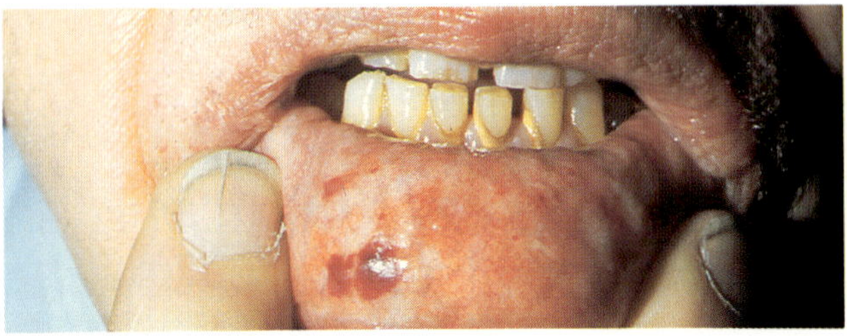

Abb. 87 Myelom: Ekchymosen. Abnorme Blutungen bei Myelom treten bei 10-20 % der Fälle auf. Hautblutungen und Epistaxis gehören zu den häufigen Blutungsmanifestationen. Dieser Patient hatte rezidivierende Blutblasen im Mund, kombiniert mit periorbitalen Hämatomen und subkonjunktivalen Blutungen. Die Pathogenese ist komplex, wahrscheinlich hervorgerufen durch Interferenz mit der Interaktion zwischen Thrombozyten und Kapillaren und/oder mit Gerinnungsfaktoren durch das Paraprotein. Urämie und Thrombozytopenie spielen eine zusätzliche Rolle.

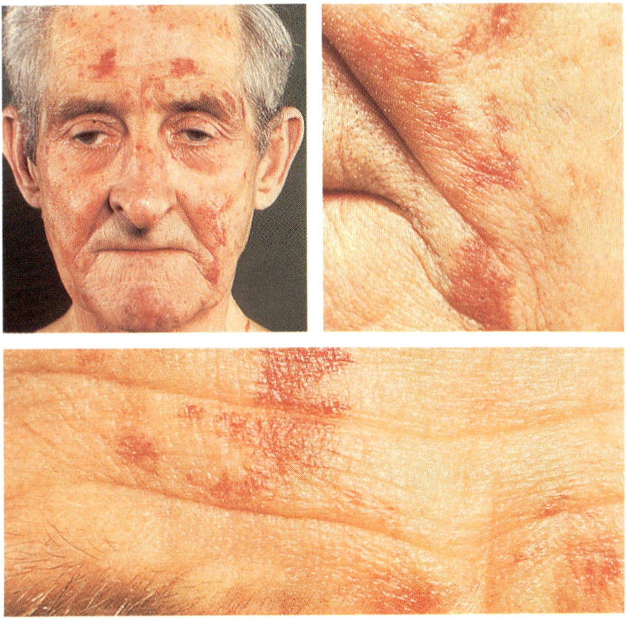

Abb. 88 Myelom: Amyloidablagerungen in der Haut. Purpurrote Hautveränderungen (Amyloidablagerungen in den Hautgefäßen) im Gesicht eines Mannes mit Amyloidose im Rahmen eines Myeloms.

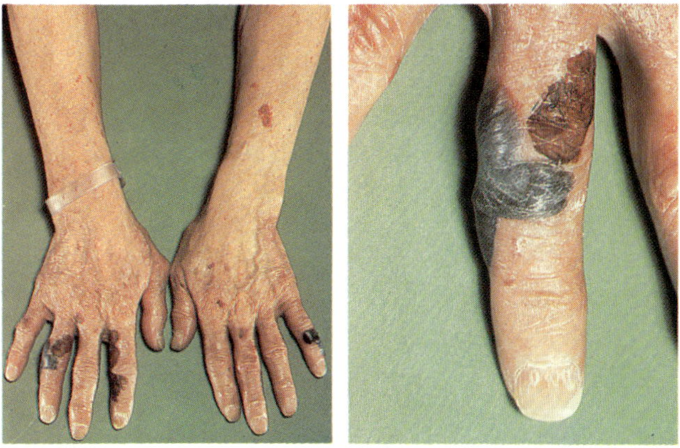

Abb. 89 Myelom: Amyloidose. Große purpurrote Veränderungen an den Händen und Fingern, die sich bei minimaler Reibung und Druck verschlimmern.

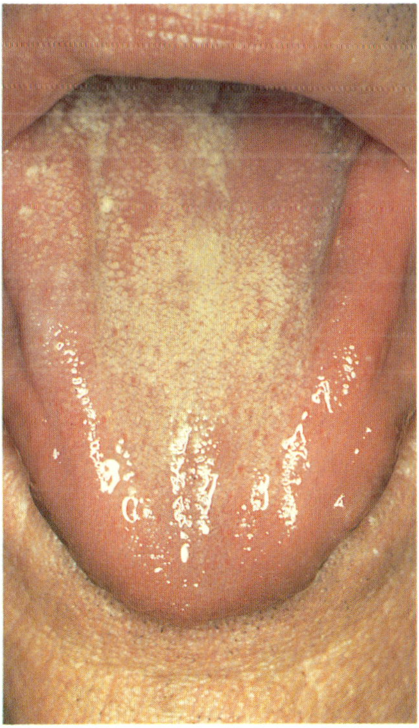

Abb. 90 Myelom: Amyloidose. Die Zunge ist vergrößert. Veränderungen im Geschmacksempfinden können auftreten.

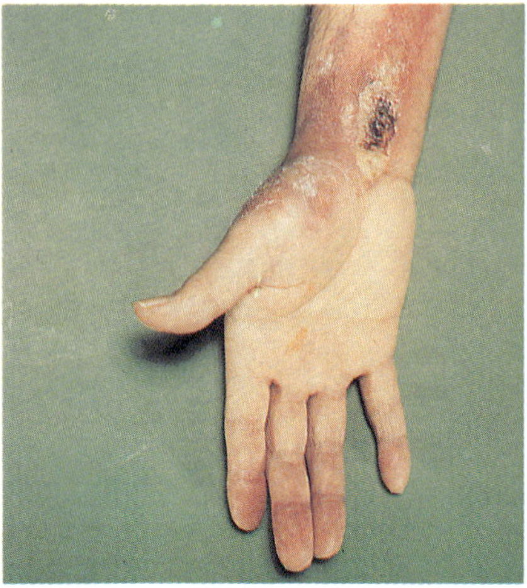

Abb. 91 Myelom: Effekt eines Extravasats von Zytostatika. Der Anthrazyklin-Abkömmling Adriamycin ist ein wertvolles Medikament in der Behandlung des Myeloms, vor allem in Verbindung mit dem Nitroseharnstoff BCNU. Beide sind stark reizende Präparate. Lokale Extravasate führen zu schweren Gewebeschäden und Ulzeration.

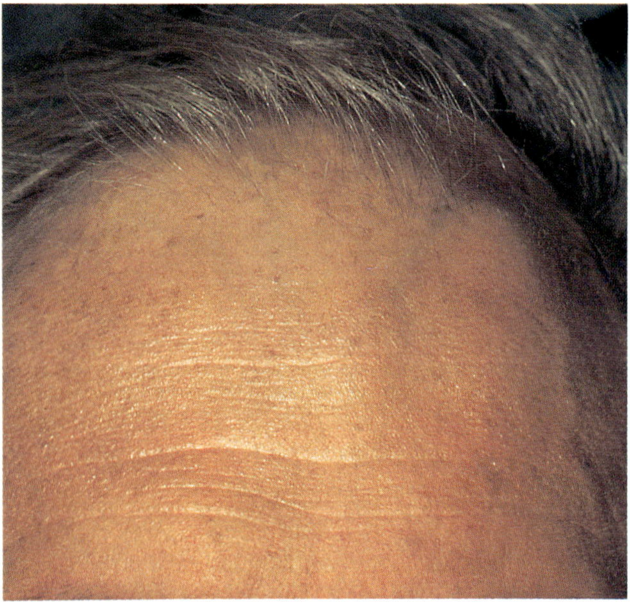

Abb. 92 Myelomablagerungen. Eine kleine subkutane Beule an der Stirn ist erkennbar. Solche Veränderungen sind meist schmerzhaft und reagieren gut auf lokale Bestrahlung.

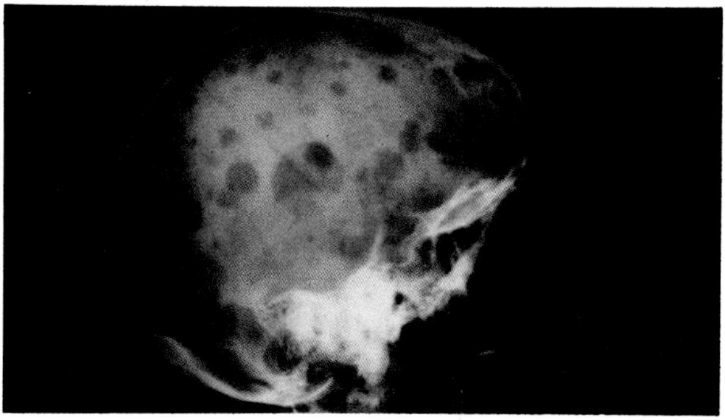

Abb. 93 Myelom: Röntgenaufnahme des Schädels. Typische Erscheinungen sind zahlreiche röntgenologische Aufhellungen. Die „ausgestanzten" osteolytischen Defekte zeigen keine sklerotische Randreaktion. Man bezeichnet dies oft als „Schrotschuß-Schädel".

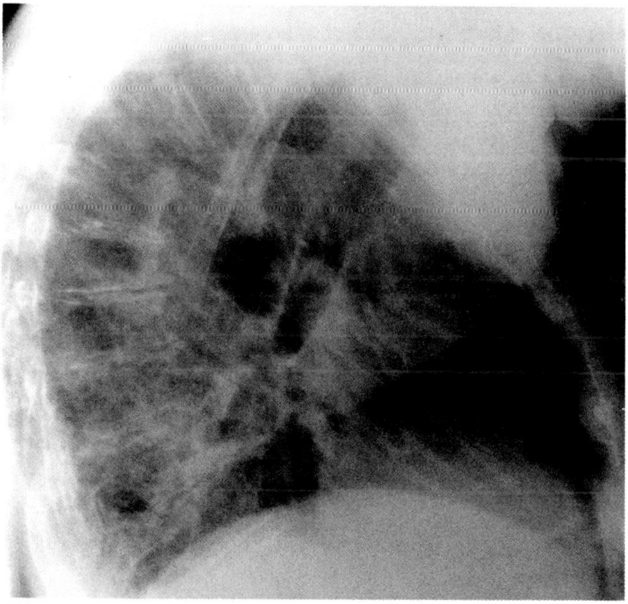

Abb. 94 Myelom:Generalisierte Osteoporose. Eine ausgedehnte Osteoporose ist üblich. Spontanfrakturen und Keilbildung der Wirbel verursachen Wirbelzusammenbrüche und Größenabnahme. Rippenfrakturen sind oft das primäre Symptom: bei etwa 2/3 der Patienten ist Knochenschmerz das Hauptsymptom.

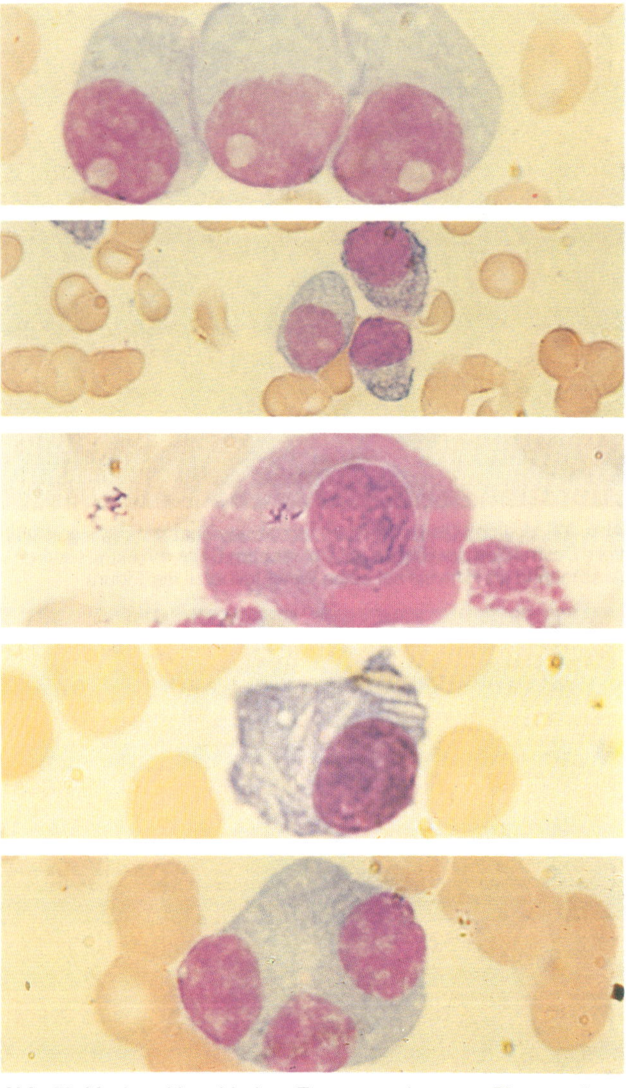

Abb. 99 Myelom: Verschiedene Typen von abnormen Plasmazellen. *a)* Prominente Nukleoli in 3 Plasmazellen. *b)* Atypische Plasmazellen in verschiedenem Reifegrad. *c)* Eine sogenannte „flammende" Plasmazelle. *d)* Zahlreiche zytoplasmatische Einschlüsse. *e)* Mehrkernige Plasmazelle.

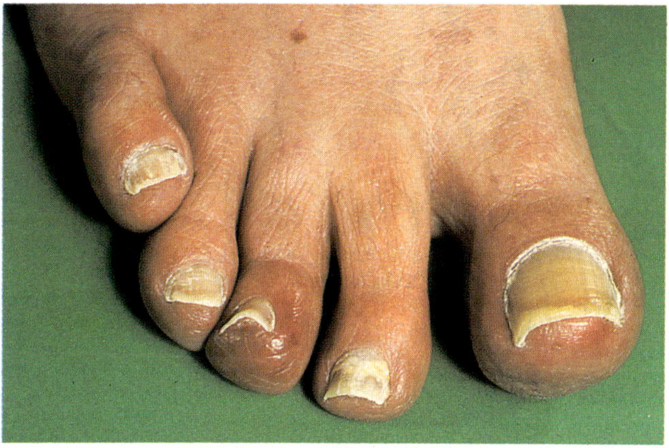

Abb. 100 Makroglobulinämie (Waldenström). Die Symptome sind variabel, es finden sich Anämie, Blutungszeichen und auf die Hyperviskosität zurückzuführende Manifestationen. Wenn das Makroglobulin in der Kälte unlöslich ist (Kryoglobulin), entstehen Kälteüberempfindlichkeit (Raynaud-Phänomen) und kälteinduzierte vaskuläre Verschlüsse.

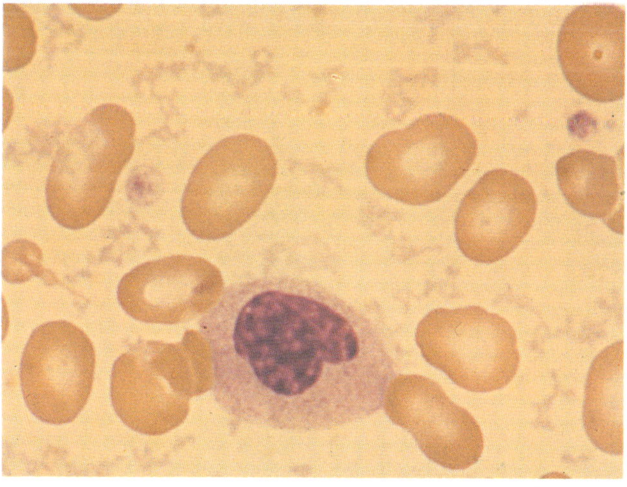

Abb. 101 Kryoglobuline: Peripheres Blutbild. Der pathologische Eiweißkörper präzipitiert bei Kälte und oft auch bei Raumtemperatur im Blut. Es ergeben sich fälschlich niedrige Proteinwerte, wenn die Blutprobe nicht bei Körpertemperatur abgenommen und aufbewahrt wird. Dieser bei Raumtemperatur angefertigte Ausstrich zeigt Präzipitate des Kryoglobulins.

Purpura:

Hämorrhagische Diathesen

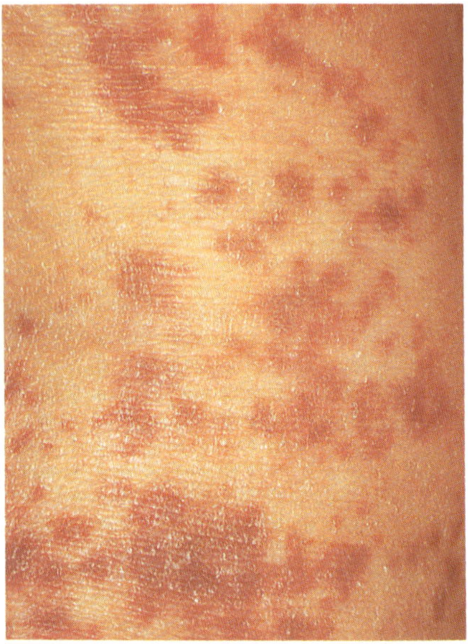

Abb. 102 Idiopathische thrombozytopenische Purpura (ITP). Haut- und Schleimhautblutungen sind die häufigste Manifestation. Kleine petechiale Blutungen sind stärker ausgebildet an den Beinen und an Stellen, an denen die Kleidung einen Druck ausübt. Normalerweise sind Symptome nur vorhanden, wenn die Thrombozytenzahl unter 30.000/μl absinkt. Unterhalb von 20.000/μl steigt die Wahrscheinlichkeit einer spontanen Blutung.

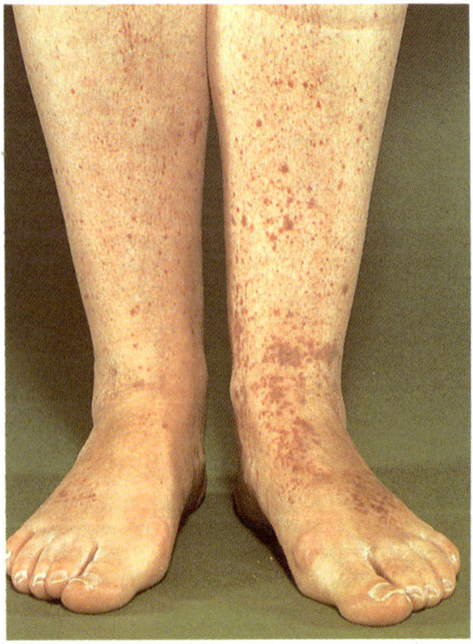

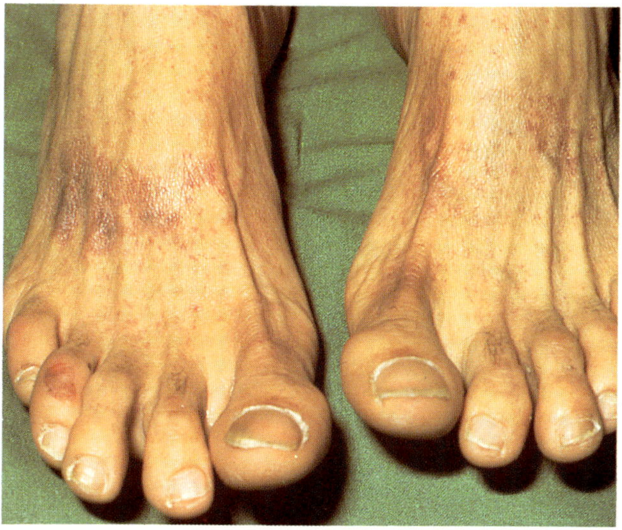

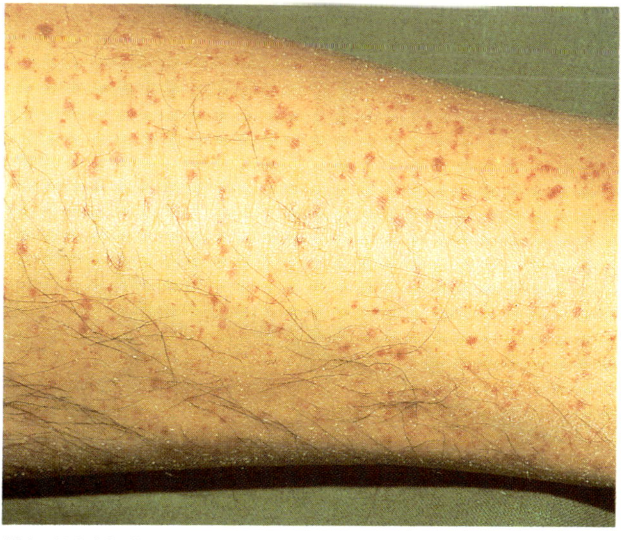

Abb. 103 Medikamenten-induzierte Thrombozytopenie. Identische petechiale Blutungen an Unterschenkel und Füßen bei einem Patienten, der ein nicht-steroidales entzündungshemmendes Medikament wegen einer Osteoarthritis erhalten hatte. Die schwere Thrombozytopenie verschwand rasch nach Absetzen des Medikaments; Medikamenten-bedingte Thrombozyten-Antikörper waren im Patientenserum nachweisbar.

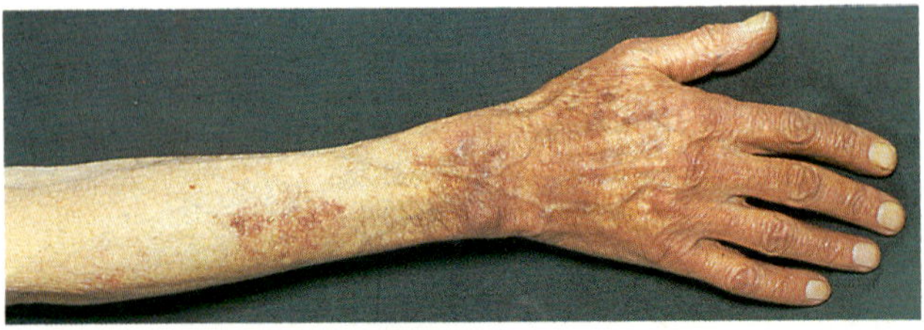

Abb. 104 Thrombozytopenie bei schwerer megaloblastärer Anämie. Ausgedehnte Petechien sind Begleiterscheinungen der Panzytopenie bei schwerer megaloblastärer Anämie.

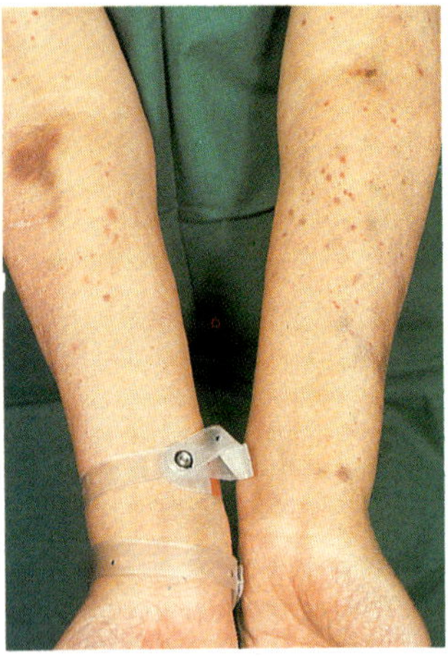

Abb. 105 Thrombozytopenie bei malignen Erkrankungen. Petechien und Purpura bei disseminiertem Mammakarzinom. Das Knochenmark war von malignen Zellen infiltriert.

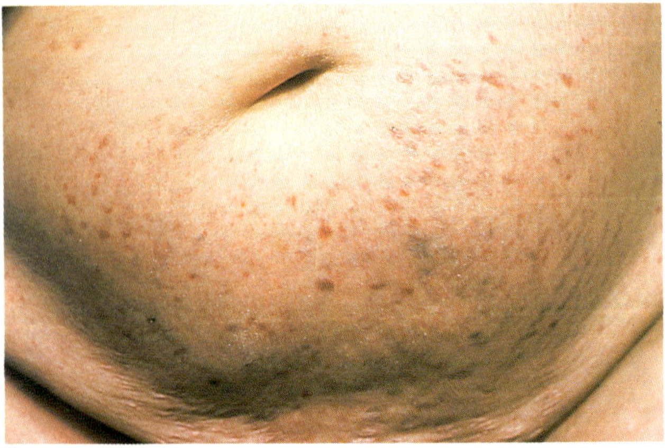

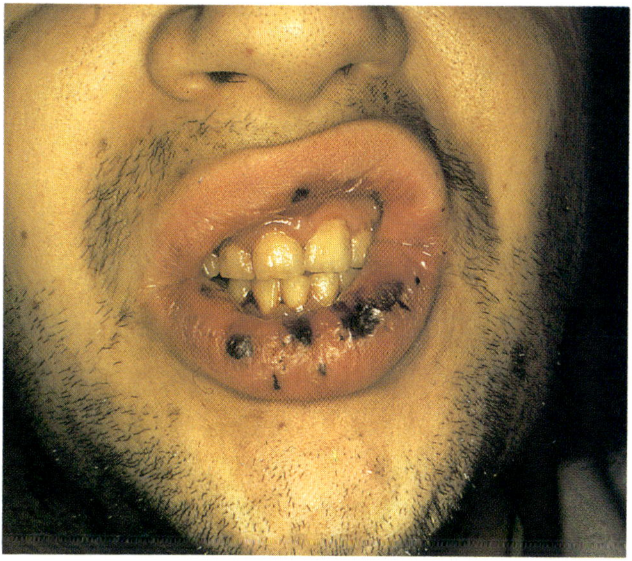

Abb. 106 Thrombozytopenie bei Panmyelopathie. Hämorrhagische Blasen im Mund sind Zeichen einer sich schnell entwickelnden schweren Thrombozytopenie.

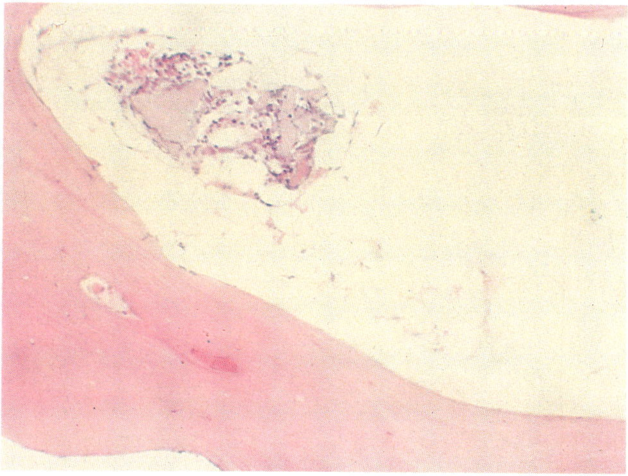

Abb. 107 Panmyelopathie: Knochenmarksbiopsie. Die Knochenmarksräume sind leer, hämopoietisches Gewebe ist nicht vorhanden.

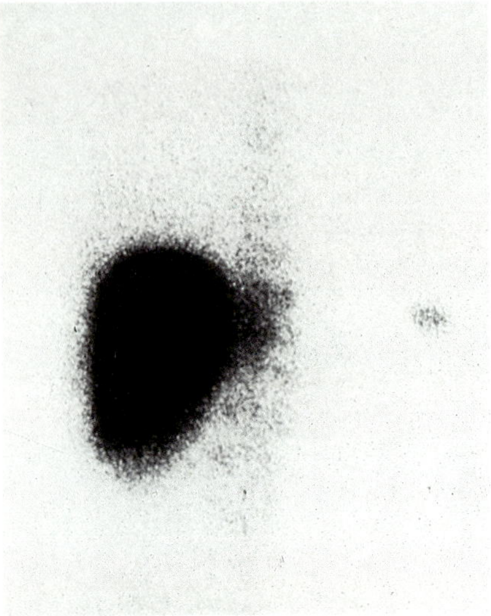

Abb. 108 Idiopathische Thrombozytopenie: Leber/Milzszintigraphie eines Patienten mit Zustand nach Splenektomie wegen einer therapieresistenten idiopathischen Thrombozytopenie. Das periphere Blutbild hatte sich postoperativ gebessert. Die Szintigraphie ließ etwas Milzgewebe erkennen – eine sogenannte Nebenmilz.

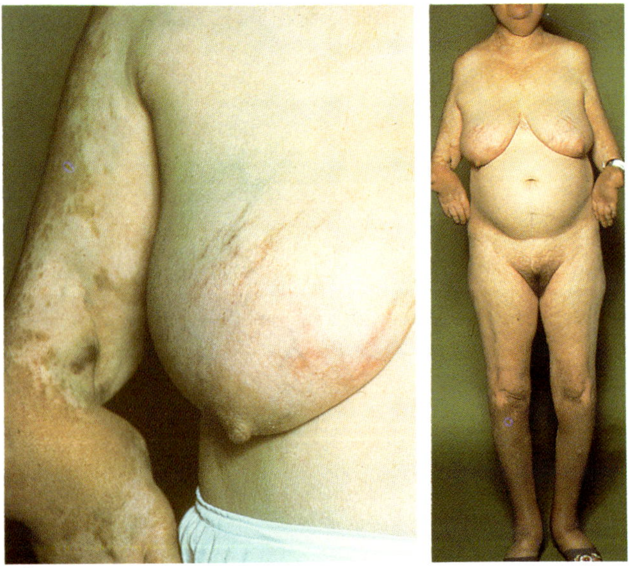

Abb. 109 Amegakaryozytäre thrombozytopenische Purpura. Seltene hereditäre Abnormität, charakterisiert durch eine Verminderung der Thrombozytenproduktion bei megakaryozytärer Aplasie, verbunden mit einem Fehlen der Radii.

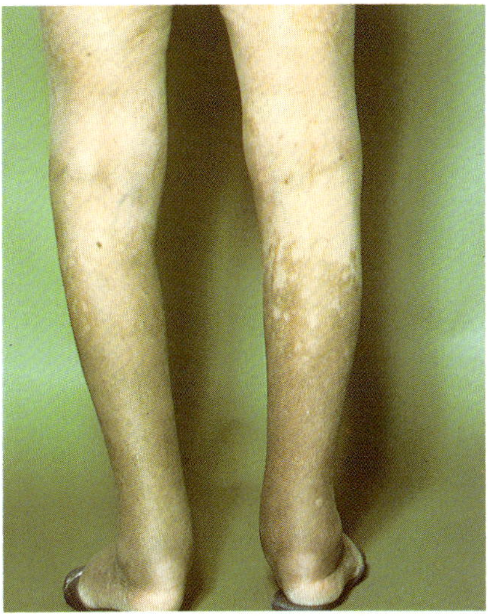

Abb. 110 Chronische Thrombozytopenie. Hautverfärbungen und unterschiedliche Pigmentierung der Unterschenkel, entstehend durch wiederholte Hautblutungen und die Ablagerung von Hämosiderin.

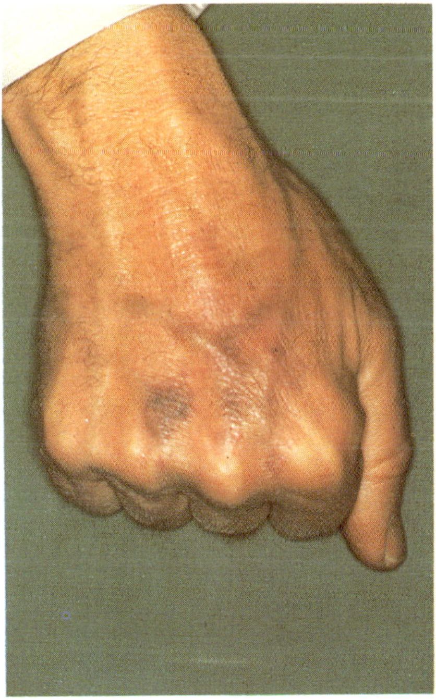

Abb. 111 Purpura senilis. Diese hauptsächlich an den Handrücken und Unterarmen auftretenden Ekcymosen sind unregelmäßig geformte dunkelviolette Läsionen von 1-4 cm Größe. Die Haut in diesem Bereich ist dünn. Ursache sind streifenförmige Gefäßrupturen mit Blutungen in das umliegende Gewebe. Die Gefäße sind durch senile Degeneration der Haut und des subkutanen Gewebes ungenügend gepolstert.

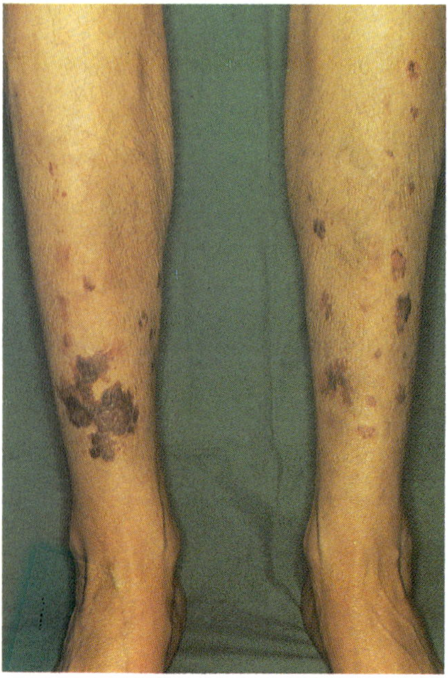

Abb. 112 Steroid-Purpura. Die Veränderungen ähneln der Purpura senilis, kommen aber auch an den Unterschenkeln vor. Die Pathogenese ist wahrscheinlich die gleiche.

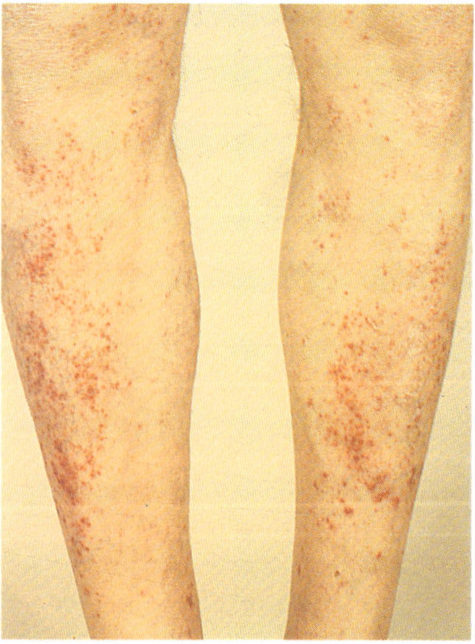

Abb. 113 Skorbut. Perifollikuläre Blutungen sind begleitet von größeren Blutungen und tiefen Hämatomen oder Hämarthrosen. Zusätzlich zu den bestehenden Defekten der Kollagensynthese können Thrombozytendefekte auftreten. Dieser Patient hatte neben Skorbut einen Eisen- und Folsäuremangel durch eine extrem schlechte Ernährung. Die Thrombozytenzahl war normal. Die Veränderungen sprachen schnell auf Vitamin C-Gabe an.

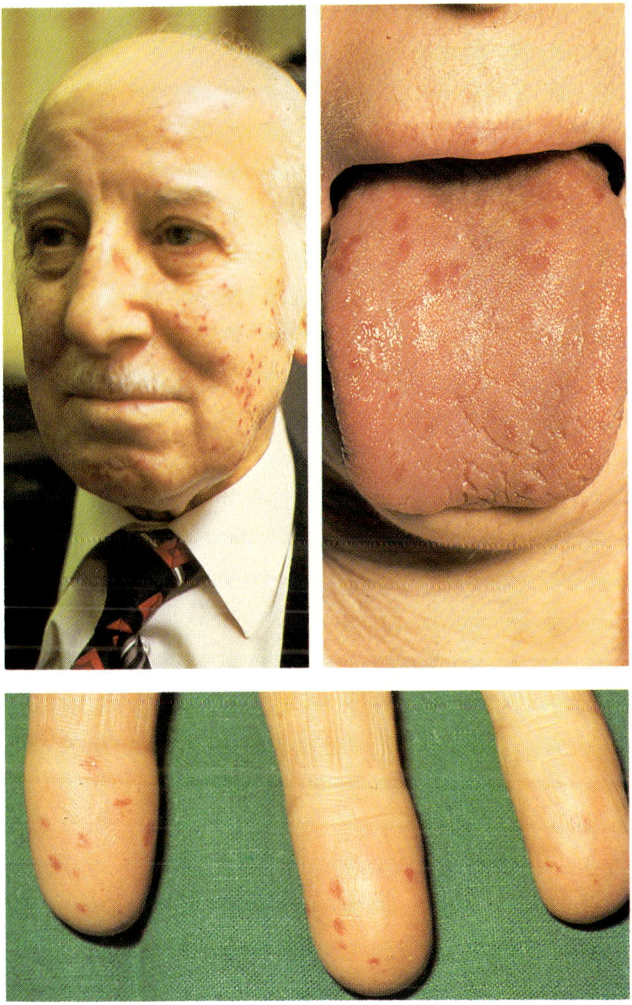

Abb. 114 Teleangiektasia hereditaria haemorrhagica (Morbus Osler-Rendu-Weber). Diese dominant-autosomal vererbte Erkrankung beruht auf einer Verdünnung, Erweiterung und Schlängelung der Gefäßwände. Die Teleangiektasien kommen im ganzen Körper vor und können bis zu 3 mm im Durchmesser werden. Die Veränderungen treten im frühen Erwachsenenalter auf und sind in der Regel im Gesicht, an den Ohren sowie an den Lippen und an der Zunge zu finden. Nasenblutungen und rezidivierende Magen-Darm-Blutungen führen zu einer schweren Eisenmangelanämie, die mit dem Alter zunimmt.

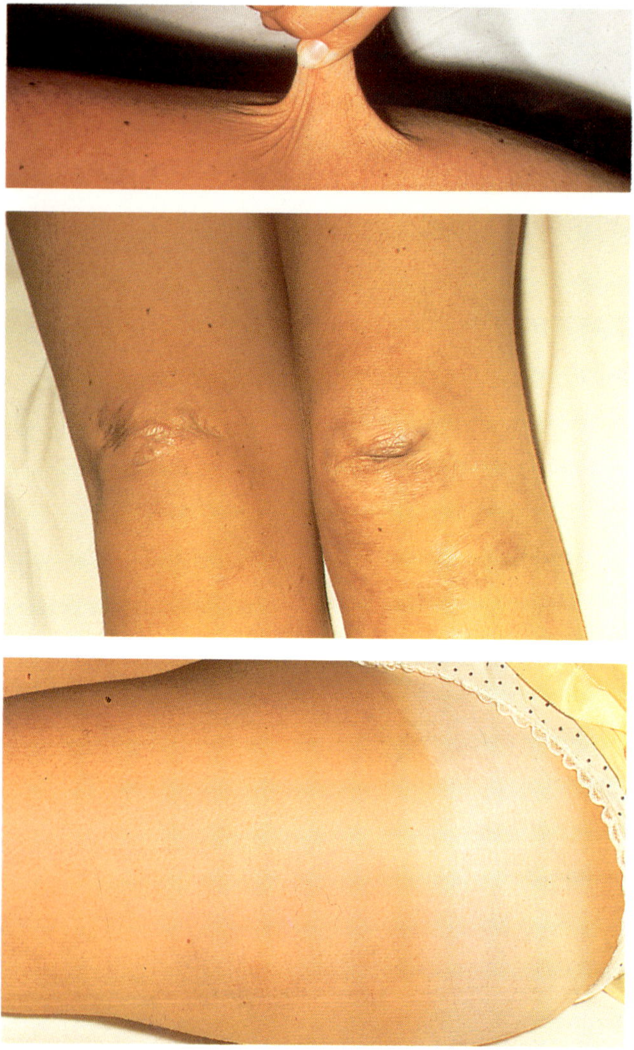

Abb. 115 Ehlers-Danlos-Syndrom. Eine Hyperelastizität der Haut ist kombiniert mit einer Leichtverletzbarkeit und Hämatomneigung. Wunden heilen unter Narbenbildung ab. Der Defekt könnte bedingt sein durch eine Kollagenstörung, die Thrombozyten-Gefäßwandinteraktion betreffend, oder durch einen mechanischen Defekt der Blutgefäße und/oder des umliegenden Bindegewebes. Blutungskomplikationen gibt es auch bei anderen Bindegewebserkrankungen.

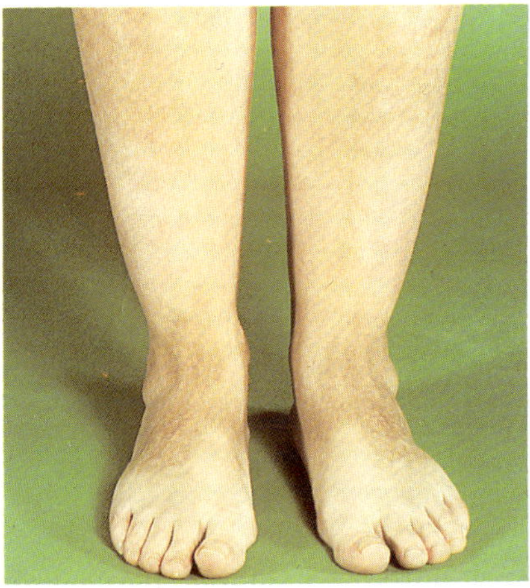

Abb. 116 Purpura hypergammaglobulinaemica. Diese seltene Erkrankung ist charakterisiert durch kleine Blutungsherde, vornehmlich an den Unterschenkeln, verbunden mit einem polyklonalen Anstieg der Gammaglobuline. Wiederholte Blutungsschübe führen zur Hautverfärbung mit Hämosiderin-Ablagerung, vorwiegend an den Fußrükken.

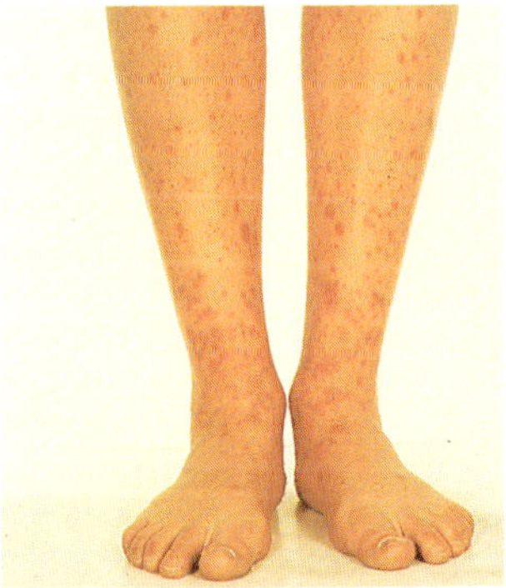

Abb. 117 Purpura Schönlein-Henoch. Diese allergische Vaskulitis betrifft meistens Kinder nach einer Streptokokken-Infektion. Die kleinen Blutungsherde sind überwiegend an den Streckseiten der Extremitäten, am Rumpf und weniger häufig im Gesicht nachweisbar. Die Veränderungen reichen von erythematösen Maculae bis zu papulösen und urtikariellen Formen, die langsam hämorrhagisch werden. Auch Arthritis, Leibschmerzen und Nephritis können auftreten.

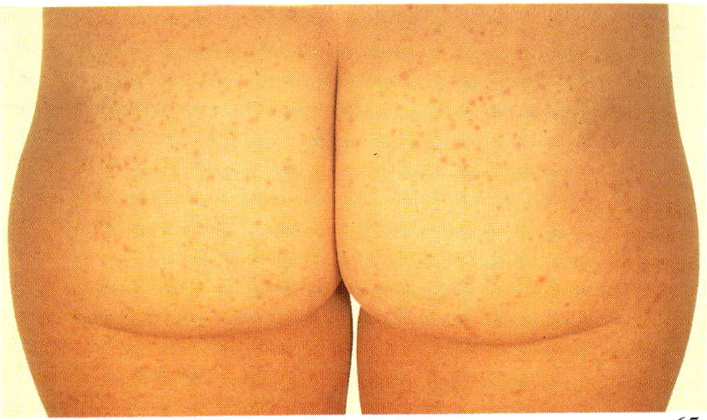

Koagulopathien

Hereditäre Koagulopathien

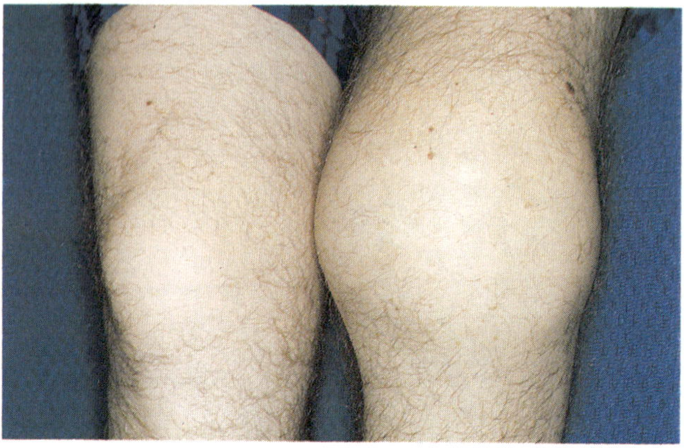

Abb. 118 Hämophilie: Hämarthrose der Knie. Bei dieser Erkrankung kommt es zu Gelenkblutungen, vornehmlich in die belasteten Gelenke. Wiederholte Blutungen führen zur Verdickung der Synovia und des periartikulären Gewebes mit chronischen Weichteilschwellungen und Bewegungseinschränkung. Als Folge der Schonung ergeben sich Schwäche und Atrophie der Muskulatur.

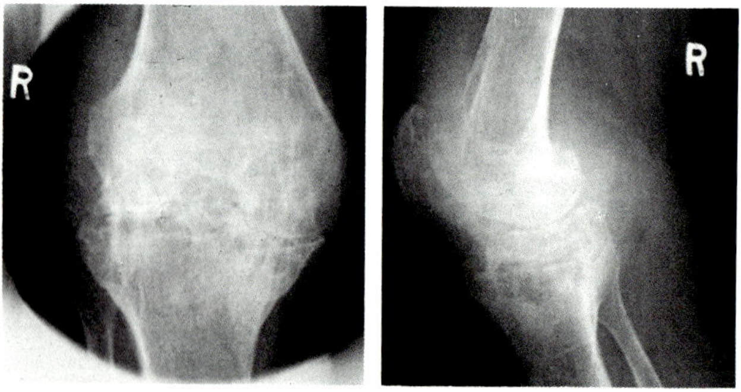

Abb. 119 Hämophilie. Röntgenaufnahmen eines schwer betroffenen Gelenkes mit ausgeprägter Verengung des Gelenkspalts, Osteoporose und zystischen Knochenveränderungen unter der Gelenkoberfläche. Wiederholte Blutungen führen zu Bewegungseinschränkungen und manchmal zu einer fibrösen Ankylosierung des Gelenks. Daraus können Gelenkdeformierungen mit fixierter Flexion, posteriorer Subluxation der Tibia und genu valgum resultieren. Eine effektive Behandlung kann das Auftreten dieser Gelenkveränderungen reduzieren; eine völlige Vermeidung bleibender Schäden ist schwierig.

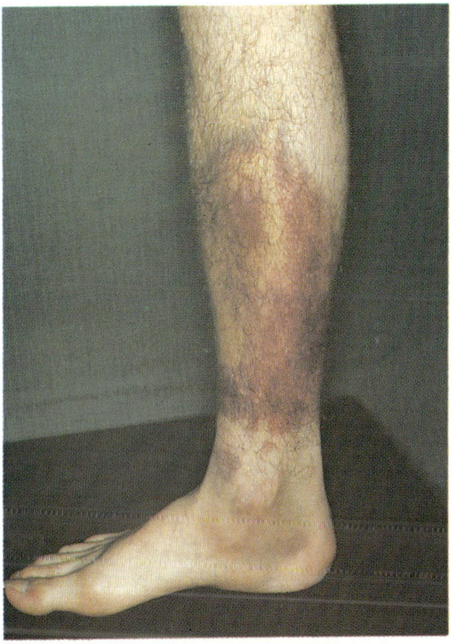

Abb. 120 Hämophilie. Ausgedehnte subkutane Blutungen nach einem leichten Trauma bei einem Patienten mit mittelschwerer Hämophilie. Diese Blutungen können ohne sofortige Behandlung zu ischämischen Veränderungen und zur Nervenkompression führen.

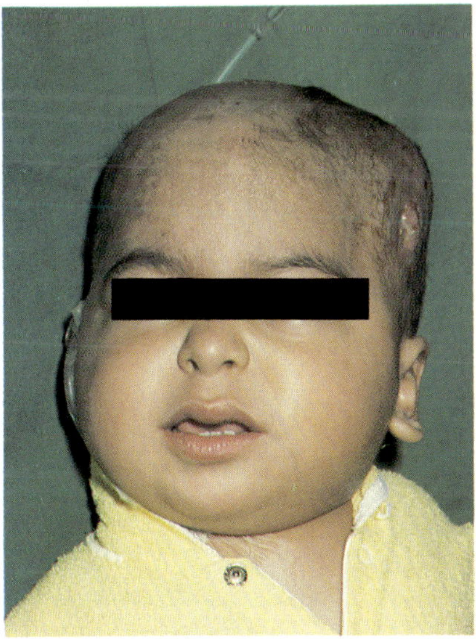

Abb. 121 Hämophilie. Die Diagnose einer Hämophilie wurde bei diesem Kind mit großem subduralem Hämatom nach einem leichten Trauma gestellt. Manchmal führt ein solches Aussehen eines Kindes zu dem unbegründeten Verdacht einer Kindesmißhandlung.

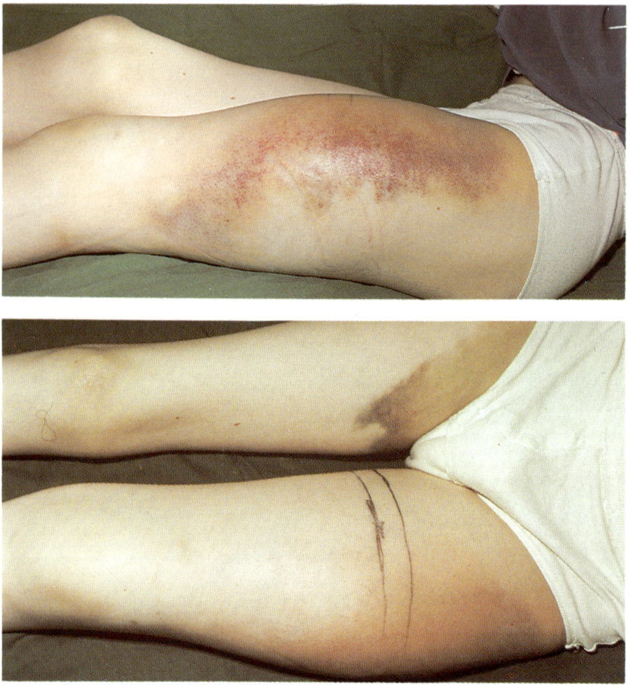

Abb. 122 Hämophilie. Großes Oberschenkel-Hämatom nach Trauma mit ausgeprägter Schwellung und oberflächlicher Verfärbung durch die Blutungen. Blutungen dieses Ausmaßes können zu Schock, Anämie und einer milden Gelbsucht (wegen Verfalls des resorbierten Blutes) führen.

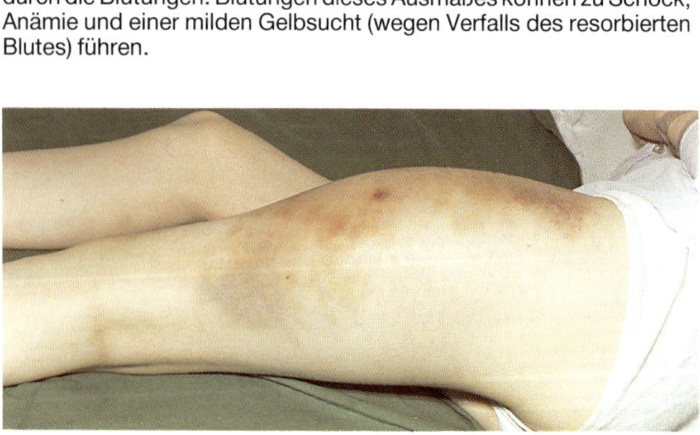

Abb. 123 Hämophilie. Nach fünftägiger Therapie mit Faktor VIII-Präparaten hat sich der oberflächliche Bluterguß zurückgebildet. Es ist jedoch immer noch eine Schwellung vorhanden.

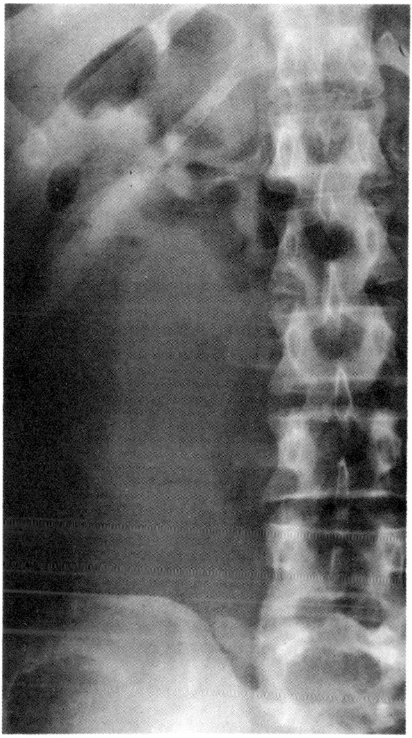

Abb. 124 Hämophilie: Pseudotumor. Diese Röntgenaufnahme zeigt einen großen rechtsseitigen abdominalen Tumor, der den Darm nach lateral und in das Becken verdrängt. Im Os ischii ist eine große Aufhellung erkennbar, die einer großen Knochendestruktion entspricht. Diese Pseudotumoren entstehen in subperiostalen Hämatomen, die sich zystisch verändern und vergrößern und durch wiederholte Blutungen in das angrenzende Gewebe eindringen und dieses zerstören. Eine vollständige chirurgische Ausräumung wurde in diesem Fall notwendig, die eine effektive Faktor VIII-Therapie voraussetzte.

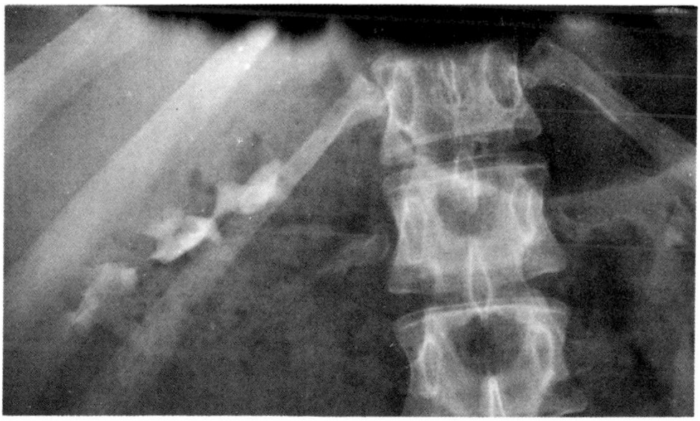

Abb. 125 Hämophilie. Pseudotumor. Das i.v.-Pyelogramm zeigt eine Veränderung der Niere durch den großen Tumor.

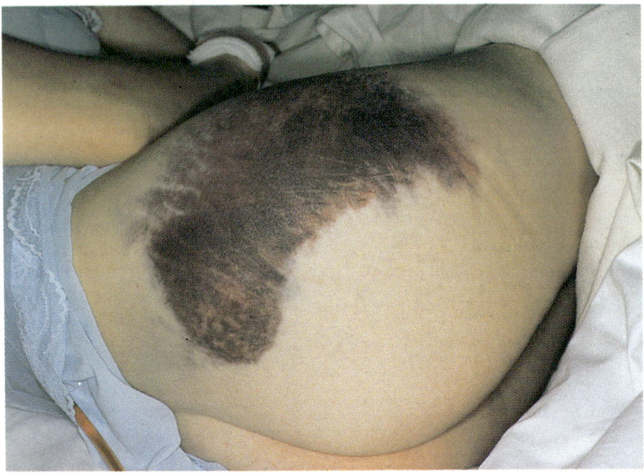

Abb. 126 Hämatome. Große Hämatome an beiden Gluteal-Regionen nach i.m.-Injektion bei einem Patienten unter oraler Antikoagulantientherapie (Warfarin).

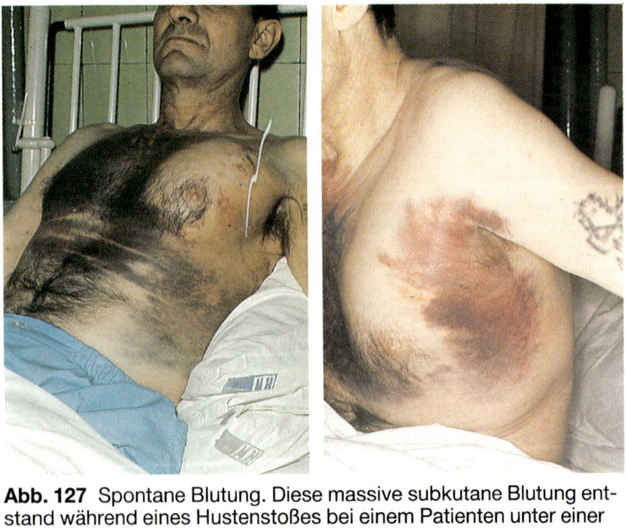

Abb. 127 Spontane Blutung. Diese massive subkutane Blutung entstand während eines Hustenstoßes bei einem Patienten unter einer intravenösen Heparin-Infusion als Antikoagulantientherapie.

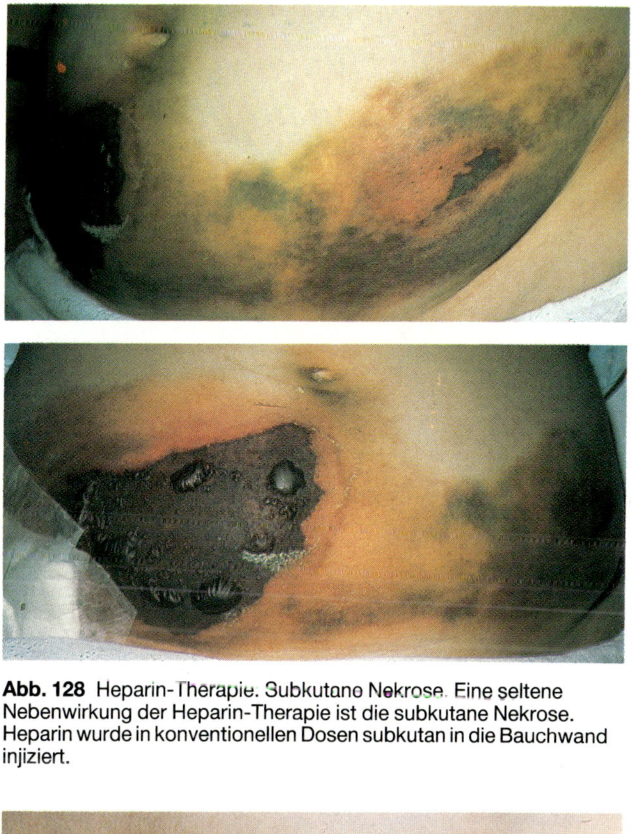

Abb. 128 Heparin-Therapie. Subkutane Nekrose. Eine seltene Nebenwirkung der Heparin-Therapie ist die subkutane Nekrose. Heparin wurde in konventionellen Dosen subkutan in die Bauchwand injiziert.

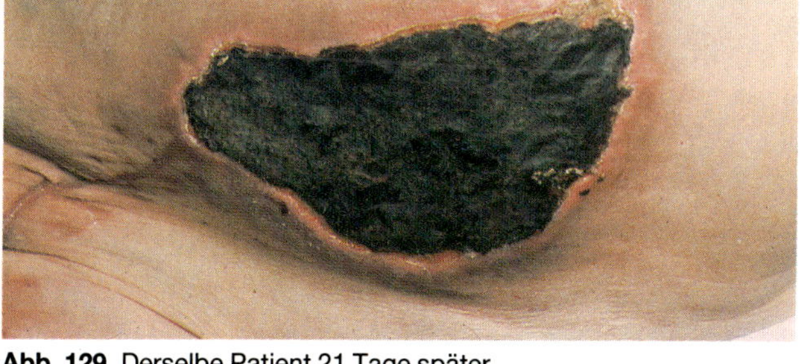

Abb. 129 Derselbe Patient 21 Tage später.

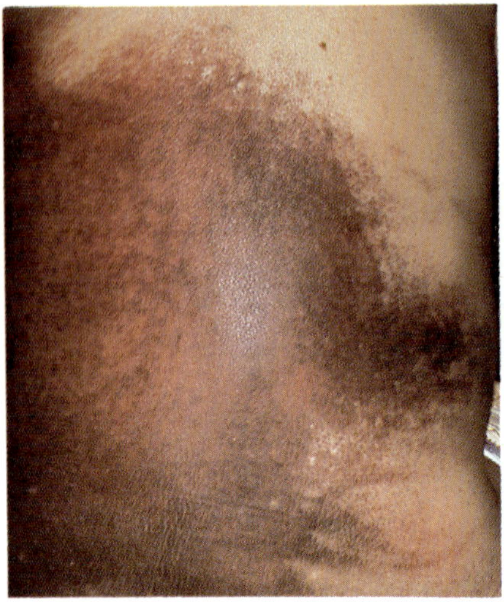

Abb. 130 Disseminierte intravaskuläre Gerinnung (DIC). Großes Hämatom am Rücken eines Patienten mit intravaskulärer Gerinnung auf dem Boden eines malignen Prozesses. Die Aktivierung des Gerinnungssystems führt zu einem Verbrauch der Gerinnungsfaktoren und Thrombozyten, woraus eine schwere Blutungsneigung resultiert.

Ischämische und thrombotische Erkrankungen

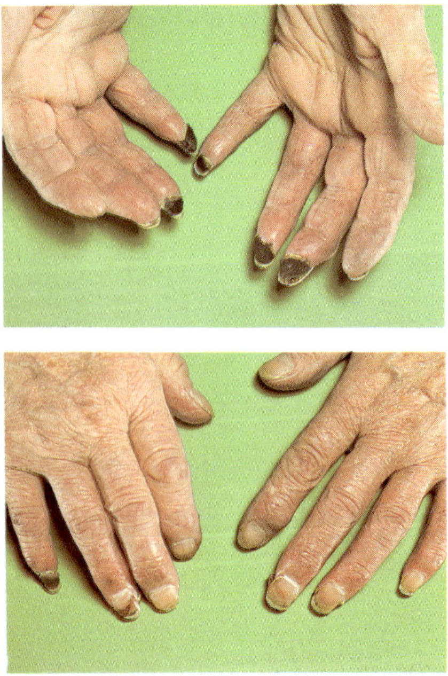

Abb. 131 Kälte-Hämagglutinin-Krankheit. Schwere Ischämie und Nekrose der Fingerspitzen verbunden mit dem Nachweis von Kälte-Hämagglutininen im Blut. Es wurde eine Plasmapherese durchgeführt, um die Antikörper-Titer zu senken und den Prozeß aufzuhalten.

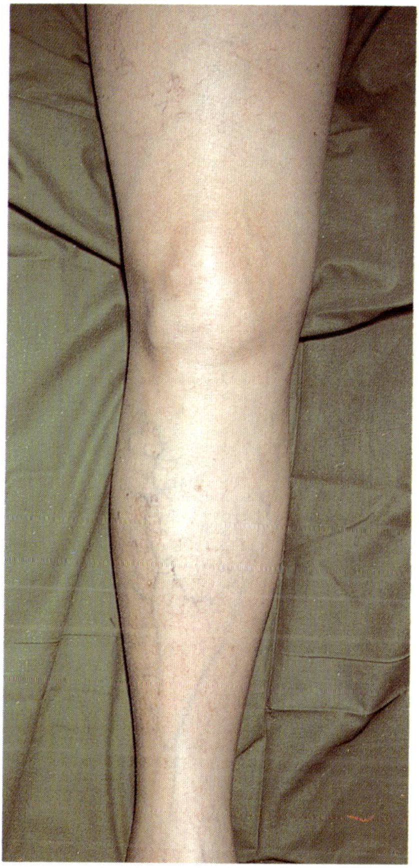

Abb. 132 Tiefe Beinvenenthrombose. Das betroffene Bein ist geschwollen, warm und fest und zeigt eine Dilatation der oberflächlichen Gefäße. Der Patient hatte mehrere Risikofaktoren für die Entwicklung einer Thrombose einschließlich einer Östrogen-Therapie bei Prostatakarzinom, einer Kortikoid-Therapie wegen einer hämolytischen Anämie und einer Thrombozytose nach Splen ektomie.

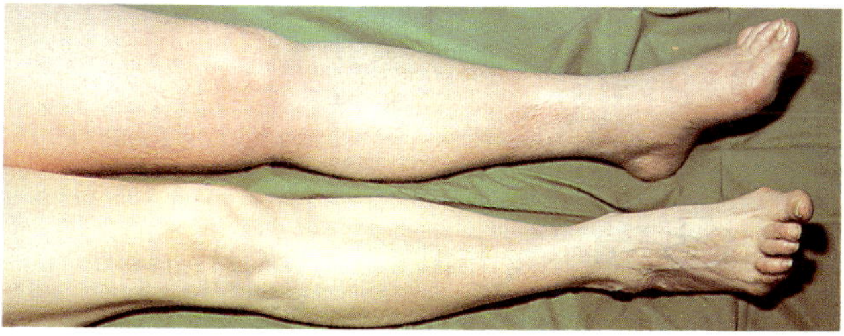

Abb. 133 Femoralvenen-Thrombose. Im Vergleich zum normalen Bein ist das betroffene Bein geschwollen und im ganzen gerötet.

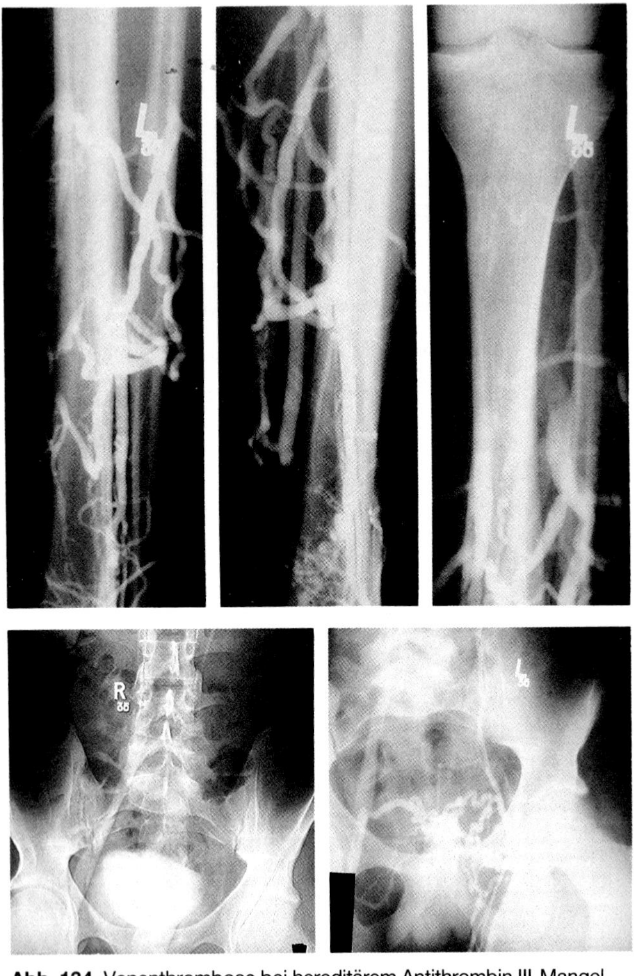

Abb. 134 Venenthrombose bei hereditärem Antithrombin III-Mangel. Es handelt sich um eine seltene hereditäre Erkrankung, die sich in der Regel im frühen Erwachsenenalter manifestiert (insbesondere während der Schwangerschaft bei betroffenen Frauen). Antithrombin III ist der Inhibitor von Thrombin und einer Reihe anderer aktivierter Gerinnungsfaktoren. Bei Jugendlichen mit rezidivierenden Thrombosen und/oder familiärer Anamnese sollte an diese Erkrankung gedacht werden. Das vorliegende Angiogramm zeigt einen Verschluß der tiefen Venen des linken Unterschenkels 18 cm unterhalb des Kniegelenks. Das Kontrastmittel gelangt über die oberflächlichen Kollateralvenen ins Becken und in die rechte V. iliaca.

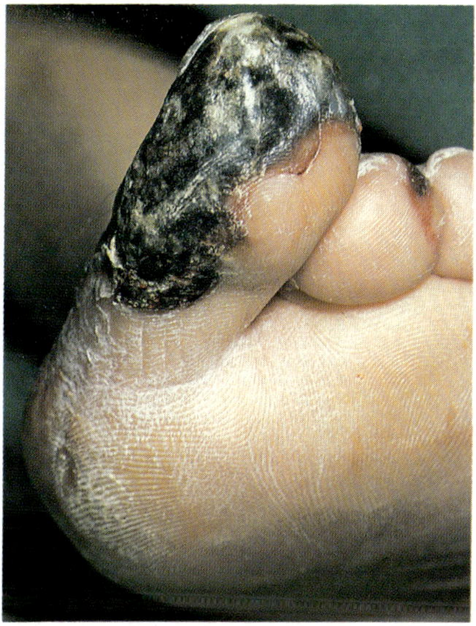

Abb. 135 Trombotisch-thrombozytopenische Purpura. Es handelt sich um eine seltene Erkrankung mit Fieber, thrombozytopenischer Purpura und mikroangiopathischer hämolytischer Anämie. Thrombotische Läsionen in den kleinen Gefäßen führen zu Organveränderungen, vor allem zu Nierenversagen, neurologischen Störungen (Koma, Desorientierung und Stupor) und peripherer Ischämie mit Nekrose und Gangrän.

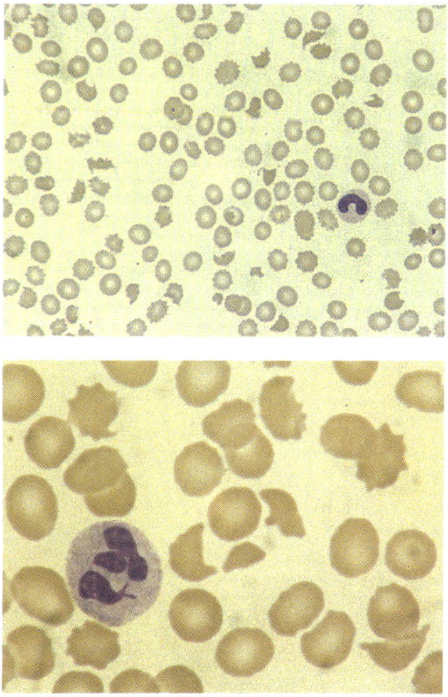

Abb. 136 Blutbild bei thrombotischer thrombozytopenischer Purpura. Ausgeprägte Erythrozytenveränderungen mit vielen Verformungen, fragmentierten Zellen (Schistozyten) und den für Nierenversagen chrakteristischen Burr-Zellen. Thrombozyten sind nicht zu erkennen.

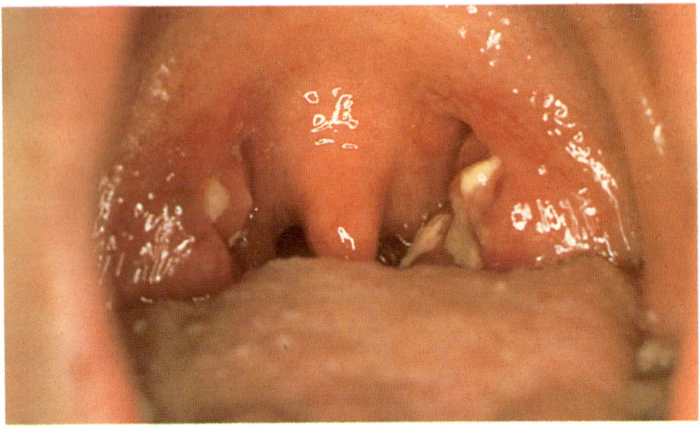

Abb. 137 Infektiöse Mononukleose (Pfeiffer'sches Drüsenfieber). Typisches Bild mit Entzündung des Pharynx und Hypertrophie der Tonsillen, die einen weißen Belag zeigen. Lymphadenopathie, Krankheitsgefühl und Fieber sind weitere Symptome der Erkrankung.

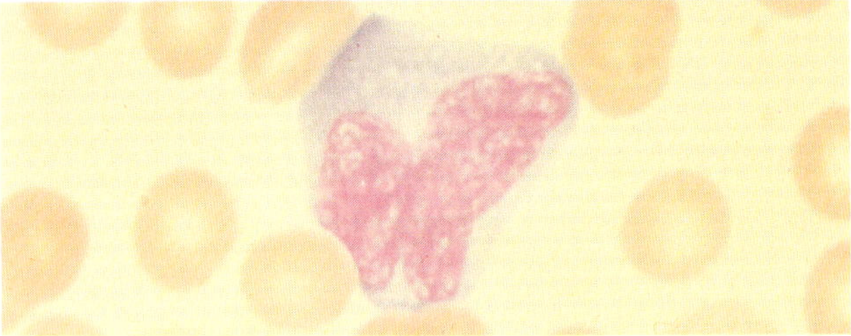

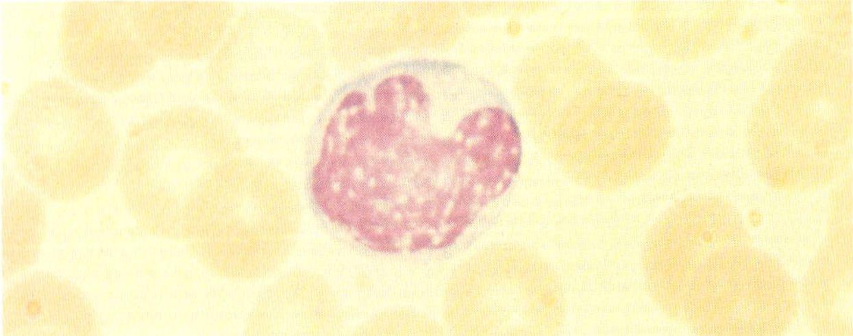

Abb. 138 Infektiöse Mononukleose. Peripheres Blutbild. Charakteristisch sind die atypischen Lymphozyten. Diese sind große mononukleäre Zellen mit unterschiedlichem Aussehen: nierenförmige oder gelappte Kerne, reichlich schaumiges Zytoplasma, das peripher intensiv blau angefärbt ist und mit oft unregelmäßiger Begrenzung. Das Kernchromatin hat ein diffuses siebartiges Aussehen.

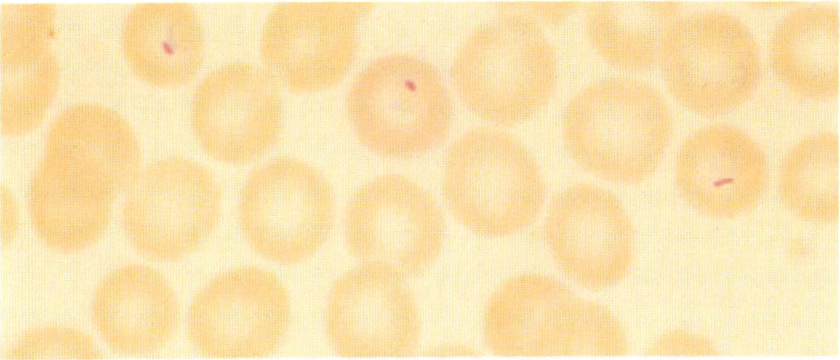

Abb. 139 Malaria: Ringformen von Plasmodium falciparum. Es finden sich charakteristische Ringformen in den befallenen Erythrozyten. Eine Anämie ist häufig vorhanden. Sie entsteht durch die verkürzte Lebenszeit der Erythrozyten.

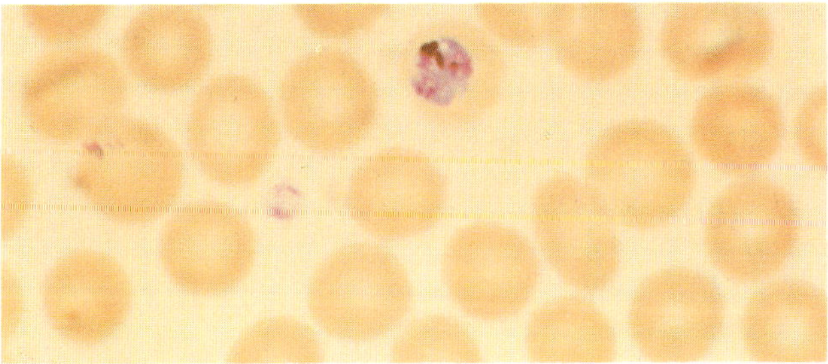

Abb. 140 Malaria: Schizonten bei Plasmodium falciparum. Der Erythrozyt ist fast vollständig gefüllt mit Zytoplasma und zahlreichen Kernen der Schizonten. Bei Ruptur der Erythrozyten werden Merozoiten frei, die andere Erythrozyten befallen.

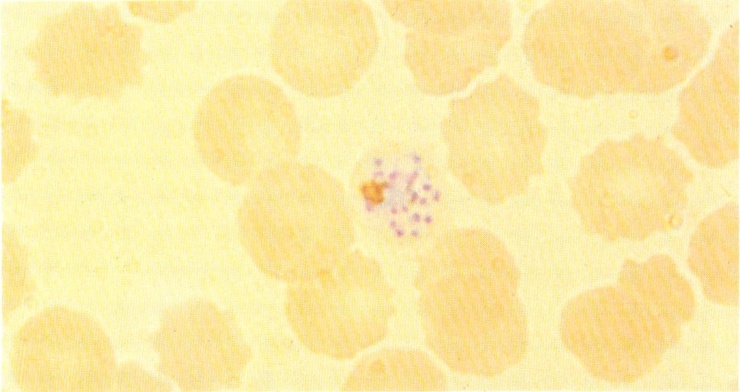

Abb. 141 Malaria: Schizonten bei Plasmodium malariae. Der befallene Erythrozyt ist mit Zytoplasma und Kernen der Schizonten ausgefüllt.

Register

Die Zahlenangaben beziehen sich auf die Nummern der Abbildungen